Claudio Lalla

Verlust, Trost und Wiederbegegnung

Wie der Kontakt mit Verstorbenen
über das Lebensende hinaus heilsam sein kann

Claudio Lalla

Verlust, Trost und Wiederbegegnung

Wie der Kontakt mit Verstorbenen
über das Lebensende hinaus
heilsam sein kann

Aus dem Italienischen von
Helga Schenk

Crotona

Impressum

Titel der italienischen Originalausgabe:
Perdita e ricongiungimento

www.edizionimediterranee.net

Deutsche Ausgabe:
1. Auflage 2025

Kammer 11, D-83123 Amerang
www.crotona.de
Kontakt@crotona.de

Übersetzung aus dem Italienischen: Helga Schenk
Lektorat: Annerose Sieck
Umschlaggestaltung: Annette Wagner

Druck: Generál Nyomda

ISBN 978-3-86191-297-2

Inhalt

Vorwort

In diesem Buch von Dr. Claudio Lalla werden Phänomene rund um das Sterben und den Tod kompakt in ihrer gesamten Bandbreite vorgestellt und diskutiert. Einen besonderen Platz nimmt dabei die Nachtod-Kommunikation ein, die im Zusammenhang mit Nahtod-Erfahrungen und den Erlebnissen von Menschen mit Sterbenden betrachtet wird. Im letzten Drittel des Buches wird dieses Thema durch viele beeindruckende Beispiele belegt.

Ich lernte Dr. Claudio Lalla 2014 in seiner Praxis in Rom kennen, wo er seit vielen Jahren als Psychotherapeut und Arzt tätig ist. Zudem bildet er Psychotherapeuten aus und ist als Autor mehrerer Bücher bekannt. Claudio Lalla hatte sich damals zur Ausbildung in der IADC-Trauertherapie[1] angemeldet. Von Beginn an war ich beeindruckt von der Tiefe seines Verständnisses für psychologische Prozesse, die den Wandel von Verlust und Trauer betreffen.

Es war ihm wichtig, sein Wissen über die menschliche Bindung, die wir von Geburt an benötigen und deren Qualität uns von Anfang an prägt, auf die Erfahrungen von Trennung und Verlust zu übertragen. Nach Wegen zu suchen, Trauernden Trost und Kraft für ihren weiteren Lebensweg zu ermöglichen, war für ihn selbstverständlich. Er

1 *induced after-death communication*

begegnete der Möglichkeit, eine Wiederverbindung mit Verstorbenen zu erfahren, mit großer Offenheit.

So war es nicht überraschend, dass er die IADC-Trauertherapie als Therapeut sehr erfolgreich anwenden konnte und seit 2016 auch als IADC-Trainer Kolleginnen und Kollegen ausbildete. Darüber hinaus präsentierte er IADC auf Kongressen und in Radiosendungen, und ist als Koordinator für IADC in Italien tätig und begleitet Forschungsarbeiten.

Das vorliegende Buch wurde 2015 in Italien erstmals veröffentlicht und 2021 in zweiter Auflage mit neuen Beispielen aus seiner therapeutischen Arbeit mit Trauernden ergänzt. Diese Beispiele beziehen sich in erster Linie auf den Teil der IADC-Trauertherapie, der Nachtod-Kontakte ermöglicht und deren Wirkung aufzeigt.

Es war Claudio Lalla von Anfang an ein wichtiges Anliegen, die Erfahrungen der mit inneren Sinnen erlebten Verbindungen mit Verstorbenen auf eine wissenschaftlich fundierte Grundlage zu stellen. Dogmatisch vertretene Ansichten sind ihm fremd. Für ihn bedeutet es, persönliches und wissenschaftliches Wissen zu verbinden, Erfahrungen ernst zu nehmen und mit wissenschaftlichen Studien zu untermauern; beides sollte sich gegenseitig respektieren.

So hatte Claudio Lalla als erster IADC-Therapeut die Idee, Menschen in einer Gruppe zusammenzuführen, die während der IADC-Trauertherapie Kontakte mit Verstorbenen erlebt hatten. Im Austausch untereinander konnten sie ihre eigenen Erfahrungen bewusster in Worte fassen und durch die Berichte der anderen Teilnehmer in der Gewissheit ihrer eigenen Erlebnisse gestärkt werden. Dies führte zu mehr Vertrauen in die eigene Intuition und zu einer tiefgehenden Wandlung der Trauer.

Mutig, offen, kreativ und bereit, mit einem Thema, das nach wie vor ein Schattendasein führt und oft missverständlich dargestellt wird, in die Öffentlichkeit zu gehen, leistet Claudio Lalla mit diesem Buch einen wichtigen Beitrag zur Erweiterung der Perspektive menschlicher Erfahrungen mit Sterben und körperlichem Tod.

Nachtod-Kontakte geschehen »zwischen den Gedanken«, immer spontan, sei es im Alltag beim Geschirrspülen oder in einer therapeutischen Sitzung. Niemand kann sie erzwingen oder erwarten, daher lehren sie uns, offen zu sein und geschehen zu lassen.

Den Leserinnen und Lesern dieses Buches ist zu wünschen, dass sie »zwischen den Worten« spüren können, wie sehr innerlich erlebte Verbindungen mit Verstorben das Herz berühren und die liebevolle, manchmal auch heitere Atmosphäre, die damit einhergeht, fühlbar wird.

Die Bereitschaft der Trauernden und auch der Therapeuten, sich dem Schmerz der Trennung und der damit verbundenen tiefen Traurigkeit zu stellen, führt zu innerem Frieden, findet Wandlung und Sinn.

Die Brücke zwischen hier und dort, zwischen Diesseits und Jenseits, möge durch diese Lektüre gestärkt werden!

Juliane Grodhues
Psychotherapeutin, IADC-Trainerin
www.iadc-therapie.de

Geleitwort

von Evelyn Elsaesser

Trauer ist eine Zeit tiefer Traurigkeit und großer Verletzlichkeit. Der Tod eines geliebten Menschen verändert unser Leben grundlegend und stürzt uns in ein Leid, das kein Ende zu nehmen scheint. In dieser ganz besonderen Lebensphase brauchen wir alle verfügbaren Informationen und Hilfsmittel, um uns auf unserem Weg zu weniger dunklen Tagen zu leiten. *Verlust, Trost und Wiederbegegnung* bietet dieses Wissen und die so dringend benötigte Hilfe. Sie halten ein ausgezeichnetes Buch in den Händen, das alle Aspekte der Trauer thematisiert. Der Autor hat sich nicht damit begnügt, den Verlust einer geliebten Bezugsperson aus der Perspektive der Psychologie und Psychoanalyse zu analysieren, sondern hat sein Blickfeld auch auf die Erkenntnisse der Philosophie und Spiritualität erweitert.

Die Erfahrung – das Erleben der Menschen – ist ein durchaus geeigneter Zugang, um sich mit der Problematik der Trauer auseinanderzusetzen. In diesem Sinne bietet Dr. Claudio Lalla einen breiten Überblick über Erfahrungen im Zusammenhang mit dem Tod, indem er kontextuelle Informationen über diese verschiedenen Phänomene präsentiert und sie in seine Überlegungen zum Trauerprozess einbezieht. Nahtod-Erfahrungen (NTE) sind heute in der breiten Öffentlichkeit gut bekannt. Konsequente und vielfältige Forschungen, die in den letzten fünfzig Jahren auf internationaler Ebene durchgeführt wurden, haben zu einem guten Verständnis der Erfahrungen von Menschen an der Schwelle des Todes geführt. Sterbebett-Visionen, die ebenfalls in diesem Buch vorgestellt werden, sind dagegen relativ wenig erforscht, teilweise wegen der ethischen Probleme, die ihre Untersuchung mit sich bringt. Es ist in der Tat nicht vorstellbar, die Aussagen von Menschen auf dem Sterbebett zu Forschungszwecken zu sammeln. Spontane und direkte Nachtod-Kontakte (NTK), die offenbar von den Verstorbenen für ihre Angehörigen (die Empfänger) initiiert werden, vervollständigen die Beschreibung der spontanen Erfahrungen rund um den Tod.

NTK kommen häufig vor. Die Literatur besagt, dass 50 Prozent bis 60 Prozent der Menschen, insbesondere Trauernde, einen oder mehrere spontane NTK im Verlauf ihres Lebens erfahren haben. Es handelt sich somit um ein signifikantes gesellschaftliches Phänomen, das jedoch in den Medien und im öffentlichen Diskurs nicht präsent ist und erstaunlich selten Gegenstand wissenschaftlicher Arbeiten war. Gemeinsam mit meinen Kollegen von der *Universität Northampton*, Großbritannien, und dem *Scientific and Medical Network* (SMN) haben wir beschlossen, dieses Wissensdefizit anzugehen, indem wir ein großes Forschungsprojekt mit dem Titel *Untersuchung der Phänomenologie und der Auswirkungen spontaner und direkter Nachtod-Kontakte* (NTK) durchführen. Diese umfassende, internationale Erhebung begann 2018 und ist fortlaufend. Zurzeit haben mehr als 1300 Personen an unserer Umfrage in sechs Sprachen teilgenommen, wodurch wir die weltweit größte mehrsprachige Sammlung spontaner NTK zusammenstellen konnten.

Wir haben viele Lehren aus unserer Untersuchung gezogen, darunter die starke und positive Auswirkung der NTK auf den Trauerprozess. Eine innere Verbindung mit den Verstorbenen aufrechtzuerhalten und sogar eine vertiefte und dynamische Beziehung zu ihnen zu pflegen ist für eine konstruktive Trauerbewältigung von entscheidender Bedeutung. NTK beruhigen hinsichtlich des Schicksals der Angehörigen oder Freunde, die uns im Tod vorausgegangen sind. Die wesentliche Information, die dem Auftreten der NTK innewohnt, vermittelt den Empfängern die subjektive Überzeugung, dass der geliebte Mensch den Tod des Körpers überlebt hat, da er noch in der Lage ist, mit ihnen Kontakt aufzunehmen. Außerdem hatten viele unserer Befragten eine persönliche Nachricht von ihrer verstorbenen Bezugsperson erhalten, in der sie ihnen mitteilte, dass sie noch lebe und es ihr gut gehe. Nach Aussagen der Empfänger übermitteln die Verstorbenen ihnen ihre Liebe, Fürsorge und Unterstützung und fordern sie oft auf, ihre Tränen zu trocknen und ihr Leben vertrauensvoll weiterzuführen.

Dr. Claudio Lalla thematisiert diese andauernde innere Verbindung zwischen den Lebenden und den Toten, wie er im Untertitel ankündigt: *Wie der Kontakt mit Verstorbenen über das Lebensende hinaus heilsam sein kann.* Tatsächlich handelt dieses ausgezeichnete Buch vom Trost, von der Hoffnung auf ein postmortales Wiedersehen und folglich von einer neuen Auffassung des Todes, die sich durch den Kontakt mit den Verstorbenen eröffnet. Früher wurden Trauernde von Trauerbegleitern ermutigt, ihre Beziehung zum Verstorbenen zu desinvestieren, um Platz für neue Bindungsobjekte zu schaffen. Dieses Modell des Abbruchs, das durch den freudianischen Beitrag unterstützt wurde, propagierte die Akzeptanz des Verlustes, während die moderne Klinik die Aufrechterhaltung kontinuierlicher Bindungen fördert. »De facto wird dem Subjekt die Objektbeziehung zum Verstorbenen nicht mehr vorenthalten, es ist ihm nun erlaubt, diese Beziehung nicht zu beenden: Sie soll sich post mortem weiterentwickeln. Der Verstorbene wird im besten Fall in der Position des allgegenwärtigen und allmächtigen Liebesobjekts wahrgenommen, das über das Glück der Lebenden wacht. Diese Darstellung des Überlebens bietet einen wohltuenden Ausgleich für die Behinderung der Beziehungskontinuität in einer Kultur, die den Tod als radikale Diskontinuität darstellt.« (Evrard et al., 2021)

Die positive, ja sogar therapeutische Wirkung von spontanen NTK auf die Trauer wurde in unserer oben erwähnten Umfrage eindeutig bestätigt. Aus der Literatur geht hervor, dass ungefähr die Hälfte der Menschen im Laufe ihres Lebens einen oder mehrere NTK erlebt haben sollen. Wie sieht es bei den anderen aus? Was können Trauernde tun, die sich von ganzem Herzen einen Kontakt zu ihrem verstorbenen geliebten Menschen wünschen, der jedoch (noch) nicht aufgetreten ist? Was können sie tun, um sich mit ihrem verstorbenen Angehörigen oder Freund in Verbindung zu setzen? NTK sind nicht die Lösung, da sie spontan sind, offenbar von den Verstorbenen initiiert werden, und in keiner Weise herbeigeführt werden können.

Dr. Claudio Lalla bietet seinen Lesern eine alternative Lösung an, indem er die Kontakte thematisiert, die durch die IADC-Therapie induziert werden. Als einer der weltweit führenden Experten für die Anwendung der IADC-Therapie stellt er diese revolutionäre und außerordentlich wirksame Form der Psychotherapie vor. Er beschreibt, wie der amerikanische Psychologe Dr. Allan Botkin eine therapeutische Methode namens IADC-Trauertherapiemethode (kurz IADC-Therapie) entwickelt hat, die ursprünglich dazu gedacht war, Kriegsveteranen bei der Bewältigung ihrer posttraumatischen Belastungsstörung zu helfen. Es ist zu betonen, dass die IADC-Therapie den Kontakt mit den Verstorbenen nicht direkt herbeiführt, sondern einen mentalen Zustand der Empfänglichkeit initiiert, der sein Auftreten erleichtert. Ein wichtiger Teil von *Verlust, Trost und Wiederbegegnung* ist der Präsentation zahlreicher Auszüge aus Sitzungsprotokollen gewidmet, die mit der IADC-Therapie durchgeführt wurden. Diese ermöglichen den Lesern ein sehr gutes Verständnis des Ablaufs und der Bedeutung der Kontakte mit Verstorbenen, die in diesem besonderen Bewusstseinszustand aufzutreten scheinen.

Spontane NTK (Nachtod-Kontakte) und induzierte IADC (*induced after-death communication* = induzierte Nachtod-Kontakte) haben gewisse Ähnlichkeiten, aber auch große Unterschiede, die ich hier gerne kurz beschreiben möchte. NTK ereignen sich spontan, ohne Absicht oder Aufforderung seitens der Empfänger. Die Kontakte treten völlig unerwartet auf und überraschen (aber beglücken) die Empfänger. Die Entscheidung, einen IADC-Therapeuten aufzusuchen, ist hingegen ein bewusster Akt, der in der Hoffnung unternommen wird, mit einer verstorbenen Bezugsperson in Kontakt zu treten. Die Absicht des Vorgehens ist klar definiert. Die NTK sind sehr kurz (einige Sekunden, höchstens einige Minuten), während die IADC viel länger dauern (Sitzungen von 90 Minuten, abzüglich der Zeit für die Vorbereitung und die Nachbesprechung). Eine weitaus größere Menge an Informationen wird demzufolge während der Sitzungen der IADC-Therapie übermittelt, obwohl NTK-Empfänger oft sagen, dass sie trotz der Kürze ihres Erlebnisses viele Informationen von den Verstorbenen erhalten hätten, so als ob der Kontakt außerhalb der Zeit oder in einer anderen Zeit stattgefunden hätte. Ein weiterer bemerkenswerter Unterschied bezieht sich auf die Umstände des Kontakts. Die Klienten, die einen IADC-Therapeuten aufsuchen, sind in Trauer, manchmal in einer komplizierten Trauersituation, und erwarten von der Sitzung ein besseres Wohlbefinden, eine Linderung ihrer Trauer, vielleicht ein letztes Wort der Liebe von dem verlorenen geliebten Menschen. NTK-Empfänger hingegen erwarten nichts, erhoffen nichts und sind überwältigt von der Schönheit und Kraft der Erfahrung, die sie wie ein unverhofftes Geschenk empfangen. Außerdem sind NTK-Empfänger nicht immer in Trauer. Die materialistische Hypothese, die besagt, dass NTK lediglich Halluzinationen, Illusionen oder unbewusste Kompensationen aufgrund von Trauer sind, wird durch die Ergebnisse unserer Umfrage widerlegt, die zeigen, dass 27 Prozent unserer Befragten nicht mehr trauerten oder nie um den wahrgenommenen Verstorbenen getrauert hatten. Zudem haben bis zu 12 Prozent unserer Befragten (spanische Umfrage) einen ihnen unbekannten Verstorbenen wahrgenommen. (Elsaesser, 2021)

Die Ähnlichkeiten zwischen spontanen NTK und induzierten IADC sind zahlreich und betreffen vor allem die Auswirkungen dieser Erlebnisse auf den Trauerprozess. Die bei beiden Arten von Kontakten wahrgenommenen Botschaften ähneln sich in dem Trost, den sie spenden, der Liebe, die sie vermitteln, und der Überzeugung der Empfänger, dass ihre verstorbene Bezugsperson den physischen Tod tatsächlich überlebt hat.

Die Frage der Traurigkeit – der Schmerz des Verlustes – ist zentral für Dr. Allan Botkins Methode, die in *Verlust, Trost und Wiederbegegnung* analysiert wird. In einer IADC-Sitzung werden die Klienten mithilfe einer auf den folgenden Seiten erläuterten Technik aufgefordert, über ihre Trauer zu sprechen und ihre Traurigkeit voll zu spüren, deren Intensität sich bis zu einem Höhepunkt aufbaut und dann allmählich abklingt. Die IADC-Erfahrung tritt ein, wenn die Traurigkeit durch ein Gefühl der Erleichterung und der Befreiung ersetzt wurde. Auch bei spontanen NTK ist die Auswirkung auf die Traurigkeit eine Folge des Kontakts. 44 Prozent unserer Befragten gaben an, dass die Traurigkeit aufgrund ihrer Erfahrung reduziert wurde, und bei 10 Prozent wurde sie sogar beseitigt. Bei 31 Prozent blieb die Traurigkeit jedoch unverändert. Ich würde die Hypothese aufstellen, dass Kontakte mit Verstorbenen, ob spontan oder induziert, ein Bewusstsein auslösen, das den Empfängern ermöglicht, die wahre Natur des Todes zu verstehen. Sie öffnen eine neue Sichtweise auf den Verlust eines geliebten Menschen und ermöglichen den Hinterbliebenen, die physische Abwesenheit des Verstorbenen in einem neuen Licht zu sehen. Diese Kontakte eröffnen die Aussicht auf ein Leben nach dem Tod und deuten auf die Möglichkeit einer zukünftigen Wiedervereinigung hin. Es ist offensichtlich, dass diese Erfahrungen, aus dieser Perspektive betrachtet, einen Einfluss auf die Traurigkeit der Hinterbliebenen haben können. Warum haben diese Kontakte nicht alle unsere Befragten von der Traurigkeit befreit? Wir wissen es nicht, aber es ist eine Tatsache, dass Trauer ein äußerst komplexer, facettenreicher Prozess ist, der von vielen Faktoren bestimmt wird und bei jedem Menschen anders verläuft.

Es ist Dr. Claudio Lalla auf großartige Weise gelungen, seine tiefgreifenden Kenntnisse über Trauer aus der Perspektive eines Therapeuten mit den Lesern zu teilen. Er geht zudem über seine langjährige klinische Erfahrung hinaus und stellt das Thema Trauer – und die grundlegende Frage nach der Natur des Todes – in den breiteren Kontext der aktuellen wissenschaftlichen Erkenntnisse. Mit *Verlust, Trost und Wiederbegegnung* halten Sie ein hochwertiges und umfassendes Buch in Händen, das Ihre Überlegungen über Tod, Trauer und Überleben bereichern und Ihnen bei Bedarf wertvolle Unterstützung bei der Bewältigung Ihrer Trauer bieten wird.

Evelyn Elsaesser

Expertin für Nachtod-Kontakte (NTK) und Nahtod-Erfahrungen (NTE)
Projektleiterin eines internationalen Forschungsprojekts
über die Phänomenologie und die Auswirkungen
von spontanen Nachtod-Kontakten (NTK)
Gründungs- und Vorstandsmitglied von Swiss IANDS
(*International Association for Near-Death Studies*)

Vorbemerkung

Die IADC-Therapie versetzt trauernde Menschen in einen rezeptiven Zustand, d. h. in eine empfängliche und aufnahmebereite Haltung, die es ihnen ermöglicht, ihren Geist für spontane Sinneserfahrungen der Kommunikation mit dem geliebten Verstorbenen zu öffnen. Es handelt sich um eine natürliche Therapie, da solche Erfahrungen nicht nur im therapeutischen Kontext auftreten, sondern auch und vor allem außerhalb des therapeutischen Umfeldes spontan auftreten. Tatsächlich sind diese Erfahrungen bei Trauernden sehr verbreitet und spenden ihnen großen Trost. Sie werden als Nachtod-Kontakte oder Nachtod-Kommunikation (NTK; engl. After-Death Communication, ADC) bezeichnet und sind von vielen Forschern beschrieben und untersucht worden. Die IADC-Therapie schafft die notwendigen Voraussetzungen, um den Zustand der mentalen Empfänglichkeit herzustellen, dank derer sich Erlebnisse der Nachtod-Kommunikation manifestieren können. Dies geschieht stets auf völlig spontane Weise. Solche Erfahrungen, wenn sie mithilfe der IADC-Therapie eingeleitet werden, lassen sich leicht wiederholen und können so insgesamt weit über ihre normale zeitliche Dauer hinausgehen. Oder einfacher gesagt: Normalerweise dauern diese Wahrnehmungen nur wenige Sekunden bis zu einer Minute, bei Einleitung im Rahmen der IADC-Therapie können es jedoch mehrere Stunden sein. Die Verlängerung der jenseitigen Erfahrung macht sie inhaltsreicher und multisensorischer. Aus diesen Gründen können natürliche, spontane Wahrnehmungen der Nachtod-Kommunikation sicherlich einen sehr wichtigen Beitrag zur günstigen Entwicklung der Trauer leisten, doch die durch IADC-Therapie erzielten Erfahrungen können eine weitaus bedeutsamere und entscheidendere therapeutische Rolle spielen. Im Allgemeinen leitet der Trauernde daraus vier Überzeugungen ab: »Mein geliebter Mensch lebt noch, wenn auch in körperloser Form«; »Er ist glücklich«; »Er ist mir im Alltag nahe« und »In der Zukunft wird er mich zu einer definitiven Wiedervereinigung empfangen«.

Dem Trauernden etwas in potenzierter Form anzubieten, was bereits »in der Natur« existiert, schafft eine Affinität der IADC-Therapie zum weiten Feld der natürlichen Heilmethoden. Außerdem weist sie andere enge Beziehungen zu weiteren Therapievarianten auf: zur Bindungstheorie (schon der Titel dieses Buches – *Verlust und Wiederbegegnung* – ist eine Hommage an das Werk »Bindung und Verlust« des Psychoanalytikers John Bowlby); zur Mindfullness-Theorie (für die Achtsamkeitsmeditation, zu der der Trauernde in der IADC-Therapie eingeladen und angeleitet wird, um seinem Schmerz bewusst zu begegnen); und schließlich zu all jenen Formen der Psychotherapie, die auf eine Veränderung durch die Umsetzung neuer Erfahrungen abzielen (wie die korrigierenden emotionalen Erfahrungen, die in der therapeutischen Beziehung erzeugt werden, oder wie jene, die der Klient durch die Umsetzung der vom Psychotherapeuten vorgeschlagenen Verhaltensregeln machen kann, und nicht zuletzt die Erfahrungen mit der psychedelischen Therapie).

Es sei darauf hingewiesen, dass IADC-Erfahrungen nicht nur *kommunikative Erfahrungen* sind. Zunächst einmal handelt es sich fast immer um *Umgebungserfahrungen*, denn der Wahrnehmende kann sich sinnlich in einer anderen Welt wiederfinden, in der der geliebte Mensch noch zu leben scheint. Es können auch *zeitliche Erfahrungen* sein, die einen in die Vergangenheit zurückversetzen, in vergangene Momente der verstorbenen Person, darunter auch in solche, die der Betroffene mit ihr geteilt hat.

IADC-Erfahrungen überschneiden sich weitgehend mit zwei anderen grundlegenden Arten von Wahrnehmungen, bei denen man mit geliebten Menschen kommuniziert und in ihre Welt eintaucht: Visionen von Sterbenden, die ab einigen Stunden vor dem Tod auftreten, und Nahtod-Erfahrungen (NTE, engl. »Near Death Experiences, NDE«), die in Todesnähe auftreten. Zu diesen jenseitigen Erfahrungen werden in diesem Buch sowohl die Phänomenologie als auch die dazu durchgeführten Untersuchungen beschrieben. Einen Gesamtüberblick über alle diese Erfahrungen und damit die Möglichkeit eines Vergleichs zu haben, ist für eine eingehende Reflexion über ihr Wesen äußerst hilfreich.

Dieses Buch wäre nie entstanden, wenn ich bei meiner Arbeit als Psychotherapeut nicht Zeuge so vieler Erfahrungen von Nachtod-Kontakten meiner Patienten dank der IADC-Therapie geworden wäre. Nachdem die IADC-Therapie in den USA von dem Psychologen Allan Botkin entwickelt worden war, war Deutschland das erste Land in Europa, in dem sie Einzug hielt. Aus diesem Grund erfüllt mich das Erscheinen der deutschen Ausgabe von *Verlust und Wiederbegegnung*, die auf die italienische und französische folgt, mit besonderer Freude.

In Deutschland gibt es sogar ein Institut, das nach dem Begründer der IADC-Therapie benannt ist: das Allan-Botkin-Institut Deutschland. Auf der Webseite des Instituts (https://www.iadc-therapie.de; www.juliane-grodhues.de) findet sich auch eine IADC-Therapeutenliste. Leiterin des Allan-Botkin-Instituts Deutschland und Ausbilderin in der IADC-Trauertherapiemethode ist die psychologische Psychotherapeutin Dr. Juliane Grodhues.

Die IADC-Therapie breitet sich in Europa rasch aus. Derzeit sind Deutschland, Italien und die Schweiz die Länder mit der größten Präsenz.

Grundlage dieser deutschen Ausgabe ist die zweite italienische Ausgabe, aus der alle Aktualisierungen und Überarbeitungen übernommen wurden. Gleichzeitig unterscheidet sie sich aber auch durch den Verzicht auf bestimmte Teile, die für das Verständnis der IADC-Trauertherapiemethode nicht unbedingt erforderlich waren. Daher ist der Text in dieser Ausgabe linearer und fließender.

Eine letzte Anmerkung: Das Buch *Verlust und Wiederbegegnung* ist besonders bei Psychotherapeuten und allen, die sich tiefer mit einer postmaterialistischen Vision der Realität beschäftigen wollen, gut angekommen, vor allem aber bei Menschen, die einen schweren Verlust erlitten haben. Sie haben mir bei vielen Gelegenheiten bekundet, dass sie durch die Lektüre des Buches Trost und Hoffnung schöpfen konnten. Das ist die schönste Belohnung für meine Arbeit.

Einleitung

Der Tod eines nahestehenden Menschen ist eines der einschneidendsten und tragischsten Ereignisse im Leben. Auf der einen Seite geschieht einer Person, die wir lieben, in unseren Augen das größte Unglück: der Verlust ihres Lebens; auf der anderen Seite verlieren wir diese Person und die Möglichkeit, Erfahrungen, Gedanken, Zuneigung und Gefühle mit ihr auszutauschen. Der erste Aspekt des Verlustes löst beim Hinterbliebenen ein Gefühl großer Trauer für den anderen aus, das vom Grad der für ihn empfundenen bedingungslosen Liebe abhängt. Der zweite Aspekt ruft einen Zustand tiefer und trauriger Einsamkeit hervor, der wiederum mit dem Grad der Reziprozität, der Affinität, des Teilens, der Verbundenheit und der gemeinsamen Entfaltung eines Lebenssinns zunimmt, der mit dem Verstorbenen bestand.

Aber ist dieser Verlust definitiv? Ist er für immer? Oder gibt es tatsächlich die Möglichkeit, sich wiederzufinden, sich wieder zu begegnen? Das ist das Grundthema dieses Buches. Ich habe das Buch so aufgebaut, dass ich sowohl den Stand der Forschung über die Möglichkeit eines Lebens nach dem Tod mit der damit verbundenen Aussicht auf eine dauerhafte zukünftige Wiedervereinigung mit geliebten Menschen als auch die Forschung über die Möglichkeit einer momentanen Wiederbegegnung während unserer irdischen Existenz skizziere. Hier ist nicht zufällig von »Forschung« die Rede. Mit diesem Begriff bezeichne ich Studien, die darauf abzielen, das Wissen über diese Themen mit wissenschaftlicher Strenge zu erweitern, trotz der offensichtlichen und einschränkenden objektiven Schwierigkeiten. Aus diesem Grund handelt es sich bei den Verfassern der meisten zitierten Werke um Mediziner und Psychologen, die zumeist im Rahmen von Studien- und Lehrtätigkeiten an Universitäten tätig sind.

Befürworter des Materialismus bezeichnen sich gerne als »Skeptiker«, weil sich die Vertreter des Materialismus gerne so nennen, allerdings ohne die ursprüngliche Bedeutung zu beachten, die das Wort eigentlich hat und die der entsprechenden philosophischen Tradition entspricht. Es ist, als ob man sich in einer Art Karneval als sein Gegenteil verkleidet. Die Skeptiker der Antike waren Philosophen, die den Zweifel kultivierten, und zwar in jeder Hinsicht, d. h. gegenüber jedem möglichen Versuch, die Wahrheit der Dinge zu erfassen. Im Gegensatz dazu stellen die Materialisten die Gültigkeit ihrer Überzeugungen und die Unvernunft nicht materialistischer Ansichten als unbestreitbare Gewissheiten zur Schau. Sie zweifeln an gar nichts. Sie nennen sich Skeptiker, entpuppen sich aber in Wirklichkeit als Dogmatiker. In Wirklichkeit ist die Wissenschaft in erster Linie eine Methode zum Erwerb von Wissen und keine materialistische Ideologie. Und wenn man von wissenschaftlichen Erkenntnissen *spricht*, ist immer ein Wissen gemeint, das von Natur aus ungewiss ist. Man geht dabei ohne Gewissheit vor, getrieben von Zweifeln und in dem Wissen, dass man die Grenzen des Zweifels nie vollständig ausräumen kann, egal wie sehr man sie auch reduziert. Denn wie es Galileo in Berthold Brechts epischem Stück *Leben des Galilei* ausdrückt: »Eine Hauptursache der Armut in den Wissenschaften ist meist eingebildeter Reichtum. Es ist nicht ihr Ziel, der unendlichen Weisheit eine Tür zu öffnen, sondern eine Grenze zu setzen dem unendlichen Irrtum.« (Brecht, 1955).

Lassen wir die dogmatischen Materialisten mit ihren unerschütterlichen und beruhigenden Gewissheiten einmal hinter uns und kehren wir zu der Frage zurück, wie wir mit dem Verlust eines nahestehenden Menschen am besten umgehen. Wir können heute sagen, dass uns endlich Möglichkeiten zur Verfügung stehen, bewusst ein Erlebnis der momentanen Wiedervereinigung zu schaffen. Das wirksamste Verfahren ist die vom amerikanischen Psychologen Dr. Allan Botkin entwickelte die sogenannte IADC-Methode (*induced after-death communication* = eingeleitete Nachtod-Kommunikation). Damit ist es möglich, den Geist in einen Zustand der empfänglichen und aufnahmebereiten Haltung zu versetzen, der eine Kontaktaufnahme mit der verstorbenen Person und somit eine Kommunikation mit ihr ermöglicht. Es ist leicht absehbar, welches enorme Potenzial dieses Verfahren im Hinblick auf seine heilsame Wirkung auf trauernde Menschen sowie deren spirituelles Wachstum und existenzielle Veränderung hat.

Es folgen Seiten, die klinische Vorschläge zur Behandlung des Verlustschmerzes (auch und vor allem durch die Förderung einer persönlichen Erfahrung der Wiedervereinigung mit dem geliebten Menschen) mit Fakten und Überlegungen zur Möglichkeit eines Lebens nach dem Tod verbinden.

1.

Trauer

Die Trauerphasen

In diesem ersten Kapitel wollen wir uns damit beschäftigen, was der Verlust eines geliebten Menschen für den Überlebenden bedeutet. Oder anders ausgedrückt: Wir wollen uns den Trauerprozess näher anschauen. Unter dem Begriff »Trauer« versteht man die Gesamtheit der bewussten und unbewussten psychologischen, emotionalen und kognitiven Prozesse, die durch den Verlust eines geliebten Menschen ausgelöst werden.

Der britische Psychoanalytiker Bowlby (1980), der sich hauptsächlich auf die Forschungen von Parkes (Parkes, 1970; Glick, Weiss, Parkes, 1974) stützt, geht davon aus, dass die Trauer vier Phasen durchläuft.

1. Phase der Betäubung. Diese Phase dauert normalerweise einige Stunden bis zu einer Woche. Man kann nicht glauben, dass der Verlust tatsächlich eingetreten ist, und legt eine Gelassenheit an den Tag, die nicht zu dem Ereignis passt. Dieser Gefühlszustand kann aber auch durch plötzliche Ausbrüche von Traurigkeit und Wut unterbrochen werden.

2. Phase der Sehnsucht und der Suche nach der verstorbenen Person. Allmählich wird man sich des erlittenen Verlustes zutiefst bewusst. Kennzeichnend für diese Phase sind motorische Unruhe, extreme Schlaflosigkeit, ständige Gedanken an den Verstorbenen, die

Tendenz, verschiedene Wahrnehmungen als Zeichen seiner Rückkehr zu deuten, ein Gefühl der Wut, das sich gegen die Person richtet, die man verloren hat, oder gegen Dritte, wie z. B. die Ärzte, die die Person betreut haben, weil man sie für den Tod verantwortlich macht, aber auch Verwandte oder Freunde, die versuchen, den Hinterbliebenen zu trösten und ihn dazu bringen wollen, den Verlust zu akzeptieren. Wie Bowlby betont, ist die Wut in diesen Fällen ein emotionaler Ausdruck, der spontan in einem als vorübergehende Trennung und nicht als endgültiger Verlust erlebten Kontext entsteht. Die Wut zielt darauf ab, die Hindernisse auf dem Weg zur Wiedervereinigung zu überwinden, und zeigt daher, dass sich der Hinterbliebene noch nicht vollständig bewusst ist, was geschehen ist. Auf einer rationalen Ebene weiß er, dass der geliebte Mensch verloren ist, aber auf einer tieferen, intimeren Ebene glaubt er in seinem Herzen, dass der andere zurückkehren kann und eine Chance besteht, dass sich alles in einer Wiedervereinigung aufklärt. Dies erklärt einige scheinbar paradoxe Manifestationen von Wut, wie z. B. solche, die sich gegen den Verstorbenen und die Tröster richten. Im ersten Fall ist man wütend auf den Verstorbenen, weil er uns verlassen hat und nicht zurückkehrt. Im zweiten, weil man sich von anderen Hilfe erwartet, den geliebten Menschen zurückzubekommen, und nicht etwa Trost für seinen unumkehrbaren Verlust. Daher rührt auch die Undankbarkeit ihnen gegenüber. Neben der Wut setzt aber auch eine tiefe Traurigkeit ein, die das Bewusstsein widerspiegelt, dass die Rückkehr der verlorenen Person unwahrscheinlich ist.

3. Phase der Desorganisation und Verzweiflung. Man kommt zu der Erkenntnis, dass der erlittene Verlust nicht nur vorübergehend, sondern dauerhaft ist. Diese Erkenntnis bringt das Ende jeder Hoffnung auf die Rückkehr des geliebten Menschen mit sich und ebnet somit den Weg für die Verzweiflung. Neben der Erkenntnis der Endgültigkeit des Verlustes beginnt der Hinterbliebene allmählich, die Tatsache zu akzeptieren.

4. Phase der Reorganisation. Am Ende des ersten Trauerjahres beginnen sich die stürmischen Gefühle, die die vorangegangenen Phasen geprägt haben, abzuschwächen. Es kann bis zu zwei oder drei Jahre dauern, bis ein ruhigerer Gemütszustand erreicht wird. Im Laufe dieser Entwicklung gelangen viele Hinterbliebene zu der Überzeugung, dass die geliebte Person ein neues Leben hat und – wenn auch auf andere Weise – mit ihm in Kontakt bleibt. Während die Aspekte der zweiten und dritten Phase verblassen, neigt diese Phase zum Fortbestehen und bringt ein tiefes Gefühl von Trost mit sich.

Komplizierte Trauer

Neuesten epidemiologischen Studien zufolge bleibt der Trauerprozess bei vielen, die den Verlust eines geliebten Menschen erlitten haben, blockiert. Man schätzt, dass etwa 7–10 Prozent der Hinterbliebenen Symptome einer anhaltenden bzw. verlängerten Trauerstörung (Prolonged Bereavement Disorder) entwickeln (Szuhany et al. 2021). Die akute Trauer entwickelt sich in diesen Fällen nicht in Richtung einer Lösung, wie es normalerweise innerhalb eines Zeitraums von etwa einem Jahr der Fall ist, und führt daher nicht zu einer integrierten Trauer, d. h. zu jener Form, bei der der Verlust sowohl anerkannt als auch akzeptiert und die Trauer im Lichte neuer Bedeutungen erlebt wird. Das Phänomen der Trauer mit Verarbeitungsblockade wird von Klinikern gemeinhin als komplizierte Trauer oder anhaltende Trauerstörung bezeichnet, wie im DSM-5-TR (Diagnostic and Statistical Manual of Mental Disorders, American Psychiatric Association, 2022) definiert, d. h. einem der weltweit am häufigsten verwendeten Diagnosesysteme für psychische Störungen. Darin wird die anhaltende Trauerstörung zu den »Trauma- und stressbedingten Störungen« gezählt.

Es gibt Umstände, die das Auftreten einer komplizierten Trauer begünstigen können. Einer dieser Umstände ist die Identität der verlorenen Person; denn die größten Schwierigkeiten bei der Verarbeitung der Trauer treten beim Verlust eines Ehepartners und noch mehr beim Verlust eines Kindes auf.

Häufig kommt es im Fall von Trauer nach dem Verlust eines Kindes zu einer Ehekrise (die zu Trennung und Scheidung führen kann), klinischen Depressionen, psychosomatischen Störungen und Störungen bei den zurückgebliebenen Kindern (die sowohl unter dem Verlust ihres Bruders oder ihrer Schwester als auch unter der psychischen Verfassung ihrer Eltern leiden). Zu bedenken ist außerdem, dass auch bei Eltern von Totgeborenen oder als Säugling verstorbenen Kindern der Trauerprozess den vier oben aufgeführten Phasen folgt; er muss daher erkannt und seine Verarbeitung gefördert werden, zumal auch in diesen Fällen Folgen für die psychische Gesundheit, insbesondere der Mütter, sehr häufig zu beobachten sind.

Weitere Umstände, die die Verarbeitung der Trauer erschweren können, sind: der plötzliche und verfrühte Eintritt des Todes; die Tatsache, dass dem Tod eine langwierige, kräftezehrende Krankheit vorausgegangen ist; eine negative Beziehung zum Verstorbenen und möglicherweise ein Streit einige Tage oder Stunden vor dem Tod sowie Suizid.

Ein erhöhtes Risiko besteht ebenfalls, wenn es sich bei der trauernden Person um eine Frau handelt.

Bowlby (1980) hat zwei grundlegende Varianten der pathologischen Trauer unterschieden. Die eine ist die mehr oder weniger lang anhaltende Abwesenheit von bewusster Trauer, die andere ist die chronische Trauer. Trotz ihrer Verschiedenheit ist ihnen die unbewusste Überzeugung gemein, dass der Verlust noch umkehrbar ist, und damit auch die Nicht-Abgeschlossenheit des Trauerprozesses. In der DSM-5-TR-Definition der anhaltenden Trauerstörung selbst werden diese Varianten zwar nicht behandelt, aber es werden Symptome aufgeführt, die auf sie hinweisen.

Die Abwesenheit von bewusster Trauer ist eine Art Verlängerung der Betäubungsphase, die, wie gesagt, normalerweise nicht länger als eine Woche andauert. Es scheint also alles mehr oder weniger beim Alten zu bleiben, und Gefühlsausbrüche bleiben aus oder sind eher moderat, falls es doch dazu kommt. Dass es sich um ein mangelndes Bewusstsein für die eigene Trauer und nicht um einen echten Mangel an Trauer handelt, wird durch eine Reihe verräterischer Anzeichen deutlich: Unberechenbarkeit, Vermeidung von Worten, die sich auf den Tod des Partners beziehen, schroffe Ablehnung von Trostversuchen, Schlaflosigkeit, unruhige Träume, Alkoholmissbrauch usw. Betroffen sind vor allem Menschen, die stolz auf ihre emotionale Selbstbeherrschung und Eigenständigkeit sind. Im Gegensatz zum Prozess der sogenannten »Mumifizierung«, der in der zweiten Form der pathologischen Trauer, der chronischen Trauer, auftreten kann, entsorgen sie problemlos alles, was dem Verstorbenen gehörte und an seinen Tod erinnern könnte. In diesem Zusammenhang ist hervorzuheben, dass sich Selbstbeherrschung und Eigenständigkeit im Allgemeinen von Kindheit an als Folge einer durch Kälte und Distanzierung geprägten affektiven Fürsorge der Eltern entwickeln, was tendenziell mit der leicht sarkastischen Abwertung von Gefühlen der Traurigkeit und Angst und der damit verbundenen Suche des Kindes nach Trost einhergeht.

Das Ausbleiben von bewusster Trauer kann auch bei Menschen auftreten, die eine erzwungene Selbstlosigkeit an den Tag legen. Anstatt ihre eigene Trauer bewusst zu erleben und die Unterstützung anderer zu suchen, geben sie vor, die bedürftige Person sei jemand anderes, und setzen alles daran, sich um diese zu kümmern.

Sie neigen dazu, dies in einer übertriebenen und eindringlichen Weise zu tun, die über die von der betreffenden Person geäußerten Wünsche weit hinausgeht. Ein solches Verhaltensmuster, das beim Verlust eines geliebten Menschen auftritt, hat sich bereits seit der Kindheit herausgebildet und im emotionalen Verhaltensstil verankert. Es handelt sich um Menschen, die unter einem Mangel an mütterlicher Fürsorge gelitten haben und die auf die Menschen, die sie als beschützenswert auswählen, die Traurigkeit und den Zustand der Bedürftigkeit übertragen, die sie bei sich selbst nicht erkennen können. Bei dieser verzerrten Form der Fürsorge für andere handelt es sich also um eine Projektion der eigenen emotionalen und affektiven Bedürfnisse auf diese Personen sowie um eine Fürsorge für sich selbst über eine zwischengeschaltete Person.

Die Abwesenheit von bewusster Trauer kann sich auf unbestimmte Zeit fortsetzen. In einem solchen Fall besteht der Preis oft auch darin, dass die Beziehungen zu anderen als besonders bedeutungslos und unbefriedigend erlebt werden. Wie Bowlby (1980) betont, können aber auch Menschen, die nicht bewusst trauern, nach bestimmten Ereignissen in einen depressiven Zustand fallen. Krisenauslösende Faktoren können der Jahrestag des Todes eines geliebten Menschen sein, ein anderer, weniger schwerwiegender Verlust, das Erreichen desselben Alters wie die verstorbene Person, um die man nicht bewusst trauern konnte, oder der Verlust der Person, dem der Hinterbliebene seine erzwungene Fürsorge zukommen ließ.

Bei der chronischen Trauer finden wir quälende Sehnsucht, Verzweiflung, Suche und Wut weit über die ersten Wochen hinaus, ebenso wie Schuldgefühle, gepaart mit Selbstvorwürfen. Dabei handelt es sich um eine pathologisch verlängerte Version der Trauerphase der Sehnsucht und Suche nach dem Verstorbenen. Begünstigende Faktoren für das Auftreten einer chronischen Trauer sind der plötzliche Tod eines geliebten Menschen, das Ausbleiben von Trost durch Verwandte oder Freunde und eine Vorgeschichte einer unsicheren Bindung zur Mutter. Manchmal wird die chronische Trauer auch von der sogenannten »Mumifizierung« begleitet, einer Haltung, die darin besteht, das Zuhause genau so zu erhalten, wie es vor dem Tod des Ehepartners oder des Kindes war. Darin spiegelt sich die unbewusste Überzeugung wider, dass der Verstorbene früher oder später zurückkehren und dann gut aufgenommen werden wird. Chronische Trauer wird durch die kindliche Erfahrung eines Erziehungsstils begünstigt, der auf der Diskontinuität der affektiven Zuwendung beruht und das Kind dazu bringt, eine ängstliche und ambivalente Bindung zu entwickeln, die durch die Erwartung, vernachlässigt oder verlassen zu werden, die Angst, ignoriert zu werden, und den wütenden Protest, nicht die richtige Aufmerksamkeit zu erhalten, gekennzeichnet ist.

Die Bindungstheorie hat die Merkmale pathologischer Trauer nicht nur im Rahmen der Klinik, sondern auch durch ein Interview zur Ermittlung von Bindungsmustern im Erwachsenenalter hervorgehoben. Es ist bekannt unter dem Namen »Berkley Adult Attachment Interview«. (George, Kaplan, Main, 1996; Main, Goldwyn, Hesse, 2003) Das Interview erforscht einerseits die Bindungserfahrungen in der Kindheit und andererseits den aktuellen Zustand der Psyche in Bezug auf Bindungen. Im letzteren Fall geht es darum, die mentalen Schemata zu erkennen, die in der Person durch Bindungsbeziehungen aktiviert werden. Das Interview besteht aus achtzehn Fragengruppen. Eine davon bezieht sich auf Trauerfälle, die man als Kind in der eigenen Familie und im Erwachsenenalter erlitten hat. Bei der Beantwortung der Fragen zu den erlittenen Trauerfällen legen diejenigen, deren Trauer als nicht abgeschlossen eingestuft wird, seltsame Verhaltensweisen an den Tag, die sich von denen der drei anderen, aus der Analyse des Protokolls möglicherweise erkennbaren Personengruppen (sicher-autonom, verstrickt-besorgt und distanziert) unterscheiden. Zu diesen Verhaltensweisen, die auf Nicht-Abgeschlossenheit hindeuten, gehören: Nicht glauben können, dass eine Person tatsächlich gestorben ist; formale Veränderungen der Sprache, wenn über den Verlust geredet wird, wie z. B. über eine tote Person so zu sprechen, als wäre sie noch physisch am Leben; Verwechslung zwischen sich selbst und der toten Person; Berichte über übertriebene Reaktionen auf den Tod von Persönlichkeiten des öffentlichen Lebens; Schuldgefühle in Bezug auf den Tod eines geliebten Menschen. Wie man sieht, finden wir auch in diesem Fall wie zuvor in der Definition der komplizierten anhaltenden Trauerstörung Elemente, die sich auf die beiden von Bowlby beschriebenen Varianten der Abwesenheit von bewusster Trauer und der chronischen Trauer zurückführen lassen.

Trauer bei Kindern

Wenn wir über Trauer bei Kindern sprechen, beziehen wir uns vor allem auf die große Synthese, die der Psychoanalytiker John Bowlby mit der Entwicklung seiner Bindungstheorie geschaffen hat, und insbesondere auf den Teil, der sich mit dem Verlust befasst (Bowlby, 1980).

Angesichts der durchgeführten Studien können wir feststellen, dass zwischen dem sechsten und sechzehnten Monat die Reaktionen auf den Verlust der Mutter beim Kind nach und nach die Merkmale eines Trauerzustands annehmen. Am Ende dieses Zeitraums scheint eine eindeutige Prädisposition zum Auftreten dieses Trauerzustands vorzuliegen, wenn die Voraussetzungen dafür geschaffen sind. Natürlich verleiht ihm der kindliche Zustand in jedem Fall noch eine völlig eigene Ausprägung.

Der Verlust eines Elternteils führt bei Kindern zu ähnlichen Reaktionen wie bei Erwachsenen. Es ist jedoch nicht immer einfach, zwischen den Reaktionen des Kindes auf die Tragödie und den Reaktionen des überlebenden Elternteils, der möglicherweise von der Trauer überwältigt ist, zu unterscheiden. Dabei ist zu bedenken, dass Kinder, insbesondere jüngere, ihren Wunsch, den verlorenen Elternteil wiederzufinden, auch im Spiel zum Ausdruck bringen können (Trennung von und Wiedervereinigung mit einer Bindungsperson). Die gleiche spielerische Ausdrucksweise kann bei der Beschäftigung mit den Umständen des Todes beobachtet werden.

Auch bei Kindern treten die bereits weiter oben beschriebenen vier Trauerphasen auf. Doch damit der Trauerprozess positiv verlaufen kann, müssen bestimmte Voraussetzungen erfüllt sein, die wir wie folgt zusammenfassen können:

- Das Kind muss vor dem Verlust eine sichere Beziehung zu seinen Eltern erfahren haben.
- Das Kind muss zeitnah und genau über das tragische Ereignis informiert werden (ein wichtiger Grund für das Widerstreben des überlebenden Elternteils, dem Kind die Tatsachen mitzuteilen, damit es begreifen kann, was passiert ist – insbesondere, dass der verstorbene Elternteil nicht zurückkehren wird und dass sein Körper begraben oder eingeäschert wurde – ist häufig die Sorge, ihm zu viel Schmerz zuzufügen und ihn dann selbst nicht ertragen zu können).
- Dem Kind muss die Möglichkeit gegeben werden, so viele Fragen über das Ereignis zu stellen, wie es möchte, und die Fragen müssen ehrlich beantwortet werden, auch durch das Eingeständnis der eigenen Unsicherheiten (z. B. über die Möglichkeit eines Lebens nach dem Tod).
- Dem Kind muss ein Raum gegeben werden, in dem es seine Trauer mit der Familie teilen kann. Dazu gehört auch die Teilnahme an den Beerdigungsriten (die Zurückhaltung, auch wenn es darum geht, die Gefühle, die der Verlust hervorgerufen hat, vor dem Kind zu zeigen, hindert das Kind daran, seine eigenen Gefühle offen zum Ausdruck zu bringen).

- Das Kind muss die Möglichkeit haben, auf die ständige Bereitschaft des überlebenden Elternteils, ihm Trost zu spenden, zählen zu können.

Die Angst, den verbliebenen Elternteil ebenfalls zu verlieren oder gar selbst zu sterben, gehört zu den physiologischen Reaktionen des Kindes. Daher wird das Kind tendenziell ängstlicher sein, empfindlicher auf jede Trennung reagieren und eher dazu neigen, die Aufmerksamkeit des überlebenden Elternteils für sich zu beanspruchen (Alliance of Psychoanalytic Organisations, 2006). Nach dem Verlust kann das Kind auch einen Teil der durch die Trauer hervorgerufenen Wut über das Verlassenwerden auf den überlebenden Elternteil übertragen (Alliance of Psychoanalytic Organisations, 2006).

Andererseits kann es, wie bei Erwachsenen, vorkommen, dass Kinder nicht in der Lage sind, die Trauer um ihren verstorbenen Elternteil zu verarbeiten. Das häufigste Hindernis für das Kind ist wohl die Situation, dass der andere Elternteil, d. h. die wichtigste Bezugsperson, die ihm geblieben ist und bei der es Trost und Unterstützung sucht, selbst immens unter dem Verlust leidet. Dieser Gefühlszustand des überlebenden Elternteils kann dazu führen, dass er weniger in der Lage ist, dem Kind die emotionale Zuwendung zukommen zu lassen, die es brauchen würde. Darüber hinaus gibt es eine ganze Reihe weiterer Hindernisse für die Verarbeitung von Trauer und Reaktionen, mit denen das Kind seine Schwierigkeiten bei der Bewältigung zum Ausdruck bringt.

Jüngeren Kindern fällt es oft schwer, die Vorstellung von der Unumkehrbarkeit des Todes zu verarbeiten und erwarten möglicherweise, dass der verstorbene Elternteil eines Tages zurückkehrt. Diese Hoffnung kann leicht durch Versprechen genährt worden sein, die der Elternteil dem Kind vor seinem Tod gemacht hat. Eine andere Möglichkeit ist, dass das Kind sterben möchte, um seinen verstorbenen Elternteil wiederzufinden und ihm nahe zu sein. Begünstigt wird dieses Verhalten durch eine schlechte Beziehung zum hinterbliebenen Elternteil oder durch den Wunsch, die Beziehung zum verstorbenen Elternteil wiederherzustellen, die in den Augen des Kindes vor dessen Tod Risse bekommen hatte.

Das Kind kann auch Wutanfälle bekommen, wenn es auf den Tod des Elternteils angesprochen wird oder wenn der überlebende Elternteil nicht in der Lage ist, seinen eigenen Schmerz zu artikulieren und dem Kummer des Kindes Gehör zu schenken. Im ersten Fall handelt es sich um eine Flucht vor den eigenen Gefühlen, während im zweiten Fall Groll gegenüber dem Elternteil aufkommt, der nicht in der Lage ist, die notwendige emotionale Zuwendung zu schenken. Beide Fälle treten in der Regel im selben familiären Kontext auf, denn oft ist es der überlebende Elternteil, der mit seinem verschlossenen Verhalten das Kind dazu bringt, intolerant gegenüber allem zu werden, was es an das Unglück erinnert, dem es sich allein ausgeliefert sieht. Eine weitere Möglichkeit ist, dass das Kind Zeuge eines heftigen Streits zwischen den Eltern wurde und den überlebenden Elternteil beschuldigt, den Tod des anderen Elternteils verursacht zu haben.

Schuldgefühle für den Tod eines Elternteils werden sowohl durch die Unfähigkeit des Kindes begünstigt, die tatsächliche ursächliche Dynamik zu begreifen, die zum Tod führen kann, als auch durch die Neigung von Kindern, die Bedeutung eines Verlustes auf sich zu beziehen, indem sie sich dafür verantwortlich fühlen, oder auch durch Aussagen des später verstorbenen Elternteils, dass das Verhalten des Kindes (weil es laut oder anderweitig störend war) ihn oder sie krank gemacht habe. In dieser Hinsicht ist der schlimmste Satz: »Du bringst mich noch um!« Die Folgen sind verheerend, wenn darauf eine tatsächliche tragische Entwicklung folgt. Schuldgefühle können beim Kind auch zu einer Neigung zu Unfällen führen, wenn das Kind dabei war, als der Elternteil durch einen Unfall starb.

Manche Kinder verdrängen nach dem Tod eines Elternteils ihre Trauer und widmen sich systematisch der Fürsorge und dem Trost für den überlebenden Elternteil und den anderen Familienmitgliedern. Voraussetzungen für diese Art von Verhalten sind in der Regel entweder der Druck des Elternteils, die Rolle eines *parental child* zu übernehmen, d. h. eines Kindes, das sich um seine eigenen Eltern kümmert, oder ein Mangel an mütterlicher Fürsorge.

Bei Kindern, die zur Überzeugung gelangt sind, dass man nicht sterben kann, wenn man glücklich ist, kann sich eine Tendenz zu Unkonzentriertheit, Hyperaktivität und Euphorie manifestieren. In diesem Fall wird die Angst vor dem eigenen Tod deutlich, die noch intensiver ist, wenn der verstorbene Elternteil dasselbe Geschlecht hatte wie das Kind. Angesichts dieser Überzeugung lenkt das Kind sich vom Verlustschmerz ab und strebt einen Gemütszustand an, der durch gute Laune gekennzeichnet ist.

Wie Erwachsene können auch Kinder Symptome entwickeln, die denen der tödlichen Krankheit des verstorbenen Elternteils ähneln, besonders wenn sie im Augenblick seines Todes anwesend waren. In diesen Fällen kommt eine Identifikation mit dem verstorbenen Elternteil ins Spiel und damit der Versuch, ihn oder sie in sich selbst weiterleben zu lassen. Ein weiterer Faktor, der hier eine Rolle spielen kann, sind Schuldgefühle für den Tod des Elternteils.

Der Tod eines Elternteils als Kind ist ein psychiatrischer Risikofaktor, sowohl in der Kindheit als auch im späteren Erwachsenenalter. Das Risiko hängt, wie bereits erwähnt, nicht nur vom Verlust an sich, sondern auch von den Begleitumständen ab. Im Kindesalter wird dieses Risiko noch verstärkt, wenn der verstorbene Elternteil das gleiche Geschlecht hat wie das Kind.

Anhaltende Bindungen

Erst in den letzten hundert Jahren wurden die anhaltenden Bindungen zu verstorbenen geliebten Menschen als normaler Teil des Trauerprozesses geleugnet. Diese moderne Vorstellung von Trauer wurde theoretisch 1912/1913 von Sigmund Freud eingeführt: »Die Trauer hat eine ganz bestimmte psychische Aufgabe zu erledigen, sie soll die Erinnerungen und Erwartungen der Überlebenden von den Toten ablösen.« (Freud, »Totem und Tabu«, 1913) Ihm zufolge wird also die emotionale Energie, die zuvor dem Verstorbenen entgegengebracht wurde, in eine neue Beziehung umgelenkt. Das Verrückte ist, dass Freud selbst neun Jahre nach dem Tod seiner Tochter Sophia seinem Freund und Kollegen Ludwig Binswanger, der seinerseits einen Sohn verloren hatte, seinen untröstlichen Zustand anvertraute, sowie die Erkenntnis, dass kein Ersatz gefunden werden kann. Und nachdem er seinen vierjährigen Enkel verloren hatte, sagte er, dass ihn dies unfähig zum Glücklichsein gemacht habe und dies auch das Geheimnis seiner Gleichgültigkeit gegenüber seiner eigenen Todesgefahr durch seine bereits fortschreitenden Krebserkrankung sei. Aus seinen schmerzlichen Erfahrungen heraus hat Freud offenbar begriffen, dass der Trauerprozess nie zu einem Ende kommen und auch nicht durch das Abbrechen früherer Bindungen überwunden werden kann, andererseits hat er diese persönliche Erfahrung nie in eine theoretische Form gebracht.

Auch Beverley Raphael (1983), eine bedeutende Wissenschaftlerin und Trauertherapeutin, stellte in Übereinstimmung mit Freud fest, dass sich die Bindungen zwischen den Hinterbliebenen und dem Verstorbenen in der normalen Trauer allmählich auflösen, und die emotionale Energie dadurch für neue Beziehungen frei wird.

Parkes (1970; 1972) hingegen erkannte zwar an, dass die Interaktion, die Witwen mit ihren eigenen inneren Vorstellungen von ihren

Ehemännern eingehen, von gewisser Bedeutung sein könnte, aber nur insoweit, als diese für sie immer wieder frustrierende Erfahrung sie letztendlich dazu bringt, ihre Bindung zum Verstorbenen aufzugeben. Parkes sah also in der Interaktion mit dem Verstorbenen keine tiefere adaptive Funktion für die Trauerbewältigung. Selbst die Übernahme von Aspekten der Lebensweise des Ehemanns in die eigene Person wurde von diesem bedeutenden Forscher nur als mentale Abwehr gewertet, mit der Witwen die schmerzhafte Realität des Verlustes zeitweise vermeiden und damit dessen Akzeptanz aufschieben konnten.

Parkes und Mitarbeiter (Glick, Weiss, Parkes, 1974) unterschieden auch nicht zwischen Erfahrungen, bei denen die Witwen vergaßen, dass ihr Mann gestorben war (z. B. wenn sie erwarteten, dass er zum Abendessen zurückkam), und der Vorstellung, dass der Ehemann noch anwesend war und bei wichtigen Fragen in ihrem Leben zu Rate gezogen werden konnte. Sie sahen also diese Vorstellung und mentale Interaktion mit dem Verstorbenen nicht als Teil der Verlusterfahrung, sondern als Bestandteil der Trauerbewältigung. Dennoch berichteten sie Folgendes: »Im Gegensatz zu den meisten anderen Aspekten der Trauerreaktion nahm das Gefühl (die Vorstellung, Anm. d. Red.) der andauernden Präsenz des Ehemannes mit der Zeit nicht ab. Es schien nur wenige Wochen zu dauern, bis es sich einstellte, und von da an manifestierte es sich mit gleicher Wahrscheinlichkeit sowohl in den frühen als auch in den späteren Trauerphasen.« (Glick, Weiss, Parkes, 1974)

Tatsache ist, dass die Bedeutung, die in unserer Kultur dem Wert der Autonomie im Gegensatz zur Abhängigkeit beigemessen wird, das vorherrschende theoretische Trauermodell beeinflusst. Die Beziehungen zu anderen werden weitgehend als Mittel zum Zweck betrachtet. Eine Person geht Beziehungen mit anderen ein, um ihre eigenen Bedürfnisse (z. B. nach Sicherheit und Intimität) zu befriedigen. Wenn die Beziehung zu der betreffenden Person diese Funktion nicht mehr erfüllt, wie z. B. wenn diese stirbt, muss die Bindung von daher beendet werden. Die im vergangenen Jahrhundert vorherrschende Auffassung von Trauer geht davon aus, dass der Überlebende sich von dem Verstorbenen lösen, sich von ihm befreien muss. Das Weiterleben einer Verbundenheit mit dem Verstorbenen wurde als symptomatisch für psychische Probleme angesehen. Diese Bindung wurde also nicht als Teil der Trauerbewältigung betrachtet, sondern als Versuch, eine Beziehung anachronistischerweise aufrechtzuerhalten, und zwar durch einen Kampf gegen die Realität. Derartige Missverständnisse führen dazu, dass die Diagnose einer pathologischen oder komplizierten Trauer, bei unsachgemäßem Umgang, eine der Methoden sein kann, mit denen die Gesellschaft die Vorstellung verfestigt, dass die Verbindung zu den Verstorbenen abgebrochen werden muss.

Stattdessen ist nach neuesten Erkenntnissen der Forschung davon auszugehen, dass die emotionale Bindung zum Verstorbenen fortbesteht. Darüber hinaus haben viele Trauernde das Gefühl, vom Verstorbenen selbst besucht zu werden, als ob er in einer anderen Dimension lebe und eine Interaktion initiieren könne.

Interessant ist in diesem Zusammenhang, dass für das Auftreten dieses Phänomens das Glaubenssystem der betreffenden Person irrelevant ist.

In Bezug auf eine von Rees (1971) durchgeführte Studie mit dreihundert Witwen und Witwern in Wales erklärt Bowlby: »Zwei Drittel der Studienteilnehmer, die berichteten, die Präsenz ihres verstorbenen Ehepartners gespürt zu haben, sei es mit oder ohne eine Form der Sinnestäuschung und manchmal auch Halluzination, bezeichneten diese Erfahrungen als etwas, das sie tröstete und ihnen half.« Und er fährt fort: »Es gibt keinen Grund, diese verschiedenen Erfahrungen als ungewöhnlich und abträglich zu betrachten.« (Bowlby, 1980) Andere von Bowlby zitierte Autoren (Glick, Weiss, Parkes, 1974) weisen darauf hin (auch wenn sie den Wert ihrer eigenen Erkenntnisse nicht ganz erkennen), dass die Fortschritte der Witwen durch innere Dialoge mit ihren Ehemännern begünstigt werden und keineswegs unvereinbar sind mit einer Zunahme ihrer Fähigkeit, eigenständige Initiativen zu ergreifen. Bowlby erinnert in seinem Kommentar an den »Zusammenhang zwischen einer Bindung, die Sicherheit gibt, einerseits und einem gesteigerten Selbstvertrauen andererseits. So scheint es durchaus verständlich, dass für viele Witwer und Witwen gerade die Absicht, die Gefühle der Verbundenheit mit dem verstorbenen Ehepartner aufrechtzuerhalten, die Kontinuität ihres Identitätsgefühls garantiert und es ihnen ermöglicht, ihr Leben in einer für sie sinnvollen Weise umzugestalten. Allzu oft wird nicht verstanden, dass dies für so viele Menschen, die ihrer Zuneigung beraubt wurden, genau die beste Lösung für das Dilemma ist«. (Bowlby, 1980) Folglich ist für Bowlby selbst die Fortsetzung der Beziehung zu der verstorbenen Person ein gemeinsames Merkmal gesunder Trauer, und zwar so offensichtlich, dass er abschließend feststellt (Bowlby, 1980): »In der Tat bestätigen die experimentellen Ergebnisse, sowohl was die hohe Inzidenz eines fortbestehenden Gefühls der Anwesenheit des Verstorbenen angeht, als auch die Vereinbarkeit mit einem günstigen Ausgang, nicht den bekannten und oft zitierten Satz von Freud: *Die Trauer hat eine ganz bestimmte psychische Aufgabe zu erledigen, sie soll die Erinnerungen und Erwartungen der Überlebenden von den Toten ablösen.*« (Freud, »Totem und Tabu«, 1913)

Aus der anhaltenden Verbundenheit mit dem Verstorbenen ergibt sich so ein weiteres Merkmal der Trauer: Sie ist im Grunde nie zu Ende, zumindest wenn es sich um den Verlust eines innig geliebten Menschen handelt. Daher sollte man Trauer nicht als einen Zustand betrachten, der irgendwann aufhört und von dem man sich wieder erholt, auch wenn die Intensität der dabei erlebten Gefühle abnehmen kann. Trauer ist also ein Prozess, der nie endet, sondern das ganze Leben lang anhält. Bowlby merkt zu Recht an, dass das Wiederaufleben der Trauer die Regel ist, besonders dann, wenn ein bestimmtes Ereignis an den Tod des geliebten Menschen erinnert. Wie Bowlby selbst feststellte, neigen Kliniker leider oft dazu, die Auswirkungen eines schweren Verlustes auf den Hinterbliebenen zu unterschätzen, sodass sie nicht selten unrealistische Erwartungen in Bezug auf die Geschwindigkeit haben, mit der der Trauerprozess abläuft, sowie auf das Ausmaß der möglichen Wiederherstellung der seelischen Verfassung der Hinterbliebenen.

Dass der Tod die Beziehung zum Verstorbenen nicht beendet, zeigt sich am deutlichsten in der Erfahrung des Präsenzgefühls, also der momentanen Wahrnehmung, die viele Hinterbliebene von der Anwesenheit eines Verstorbenen neben sich haben (Marris, 1974; Parkes, 1975; Rosenblatt, Walsh, Jackson, 1976; Rosenblatt, 1983).

Auch Parkes ist bei seiner Studie über Londoner Witwen auf Kontakterfahrungen gestoßen, sowohl in Form eines Präsenzgefühls als auch in Form von visuellen und akustischen Wahrnehmungen, die er jedoch als Ausdruck der Suche nach dem vermissten Ehepartner auslegte. Es handelte sich um Daten, mit denen nicht gerechnet worden war und deren Inzidenz daher nicht gemessen werden konnte (Parkes, 1972).

In der wissenschaftlichen Literatur finden sich Berichte über Wahrnehmungserfahrungen, die in verschiedenen sensorischen Modalitäten als Teil des Trauerprozesses erlebt werden.

In der Studie von Conant (1992) wurden zehn Frauen im Alter zwischen 39 und 51 Jahren, deren Ehemänner im Durchschnitt etwa 13,5 Monate vor der Befragung gestorben waren und die im Durchschnitt 18,5 Jahre verheiratet waren, befragt. Alle zehn Frauen berichteten von mindestens einem Erlebnis, bei dem sie die Gegenwart ihres verstorbenen Ehemanns gespürt hatten. Es war eine sehr lebendige Wahrnehmung. Die Witwen gaben an, diese sei Teil der weiterhin bestehenden Beziehung zu ihrem Mann. Sie wollten sich um ihn kümmern und hätten auch das Gefühl, er wolle sich im Gegenzug weiterhin um sie kümmern. Mit Ausnahme einer Frau, die die Meditation nutzte, um Begegnungen heraufzubeschwören, berichteten die Witwen, sie hätten keine Kontrolle über das Einsetzen des Präsenzgefühls. Vielmehr sagten sie, sie hätten gelernt, die Dinge einfach auf sich zukommen zu lassen und die Erfahrung zu akzeptieren, ohne zu versuchen, sie zu kontrollieren.

Die Klarheit der Erfahrung und die Überzeugung, dass sie mit dem Geist des Verstorbenen in Kontakt getreten waren (sie bestritten alle, dass es sich um eine Halluzination handelte), sowie das starke Gefühl, das sie empfunden hatten, waren für alle überraschend gewesen. Einige Witwen berichteten auch von visuellen, akustischen oder Berührungs-Wahrnehmungen ihres verstorbenen Mannes.

Andere sprachen von einem Bild oder einem vagen Gefühl der Berührung. Die Erfahrung hatte sie in jedem Fall in einen friedlichen Gefühlszustand versetzt und sie vom Weiterleben der Seele ihres Mannes überzeugt. Die Erfahrung hatte ihnen also geholfen, ihre Gefühle der Verzweiflung zu überwinden.

Die Frauen fühlten sich sicherer, dass es möglicherweise ein Leben nach dem Tod sowohl für ihre Männer als auch für sie selbst am Ende ihres Lebens gibt. Die Frauen unter ihnen, die mehr und intensivere Erfahrungen gemacht hatten, waren dieselben, die den Tod ihres Mannes zuvor besser akzeptiert hatten. Bei ihnen zeigte sich, dass es ihnen gelungen war, das Ereignis erfolgreich zu verarbeiten, da sie sich auf neue Ziele, neue Freunde, die Renovierung ihrer Wohnungen usw. einließen.

Wir haben also gesehen, dass mehrere Wissenschaftler bei der Erforschung des Trauerprozesses auf ein unerwartetes Phänomen gestoßen sind: eine Art momentane Wiederbegegnung zwischen dem Hinterbliebenen und der verstorbenen geliebten Person. Diese Erfahrung wurde in verschiedenen Sinneswahrnehmungen erlebt. Sie reichte von einem Gefühl der Anwesenheit bis hin zu visuellen, akustischen und taktilen Wahrnehmungen der verstorbenen Person. Außerdem waren die Betroffenen in fast allen Fällen der Überzeugung, dass es sich nicht um eine Halluzination, sondern um einen echten Kontakt mit dem geliebten Menschen handelte. Schauen wir uns jetzt diesen Aspekt der Trauer näher an, der heute als *Nachtod-Kontakt* oder *Nachtod-Kommunikation* bezeichnet wird.

2.

Nachtod-Kontakte (NTK)

Häufigkeit von Nachtod-Kontakten

Unter Trauernden ist es durchaus üblich, verstorbene Personen wahrzunehmen. Aus einer in Großbritannien durchgeführten Studie (Rees, 1971) mit 227 Witwen und 66 Witwern ergab sich, dass etwa die Hälfte der Befragten eine Wahrnehmung des verstorbenen Ehepartners hatte. Diese Wahrnehmungen waren oft über viele Jahre hinweg aufgetreten, am häufigsten jedoch in den ersten zehn Jahren nach dem Verlust des Ehepartners. Männer und Frauen erlebten diese gleichermaßen. Darüber hinaus war die Inzidenz höher, je länger die Ehe bestand und je glücklicher sie war. Die häufigste Wahrnehmung war das Gefühl der Anwesenheit des geliebten Menschen, während visuelle und akustische sowie Berührungswahrnehmungen weniger häufig waren.

In einer 1975 durchgeführten Umfrage unter 1467 Amerikanern gaben 27 Prozent von ihnen an, Kontakt mit einem Verstorbenen erlebt zu haben (Greeley, 1975). Eine isländische Umfrage von Haraldsson et al. (1976) unter 1132 Personen ergab einen Prozentsatz von 31 Prozent. Alle waren zum Zeitpunkt des Erlebnisses bei normaler Gesundheit und nahmen keine Arzneimittel ein, die halluzinatorische Phänomene hätten hervorrufen können. Nur bei einer Minderheit der Fälle war Schmerz über den Verlust vorhanden, was das Vorhandensein eines psychologischen Trostmechanismus eher ausschließt. Und in immerhin dreizehn Fällen wusste die Person zum Zeitpunkt des Erlebnisses nicht, dass die wahrgenommene Person gestorben war.

Bei den von Haraldsson untersuchten Fällen traten visuelle Wahrnehmungen am häufigsten auf, gefolgt vom Gefühl der Anwesenheit. Akustische und olfaktorische Erfahrungen waren weniger häufig. Außerdem traten ein Drittel der Wahrnehmungen auf, während der Hinterbliebene seinen täglichen Aktivitäten nachging, ein Drittel im Schlaf und ein Drittel beim Einschlafen oder Aufwachen.

In der Studie von Fenwick (2008) wurde der NTK in der Regel nicht nur von Witwen und Witwern, sondern auch von Eltern und Kindern, Großeltern und Enkelkindern berichtet. Das Gefühl der Anwesenheit war die häufigste Form der Erfahrung, während akustische und visuelle Wahrnehmungen viel seltener vorkamen. Einige dieser Wahrnehmungen wurden unabhängig und gleichzeitig von mehreren Menschen erlebt.

Bei der als Doktorarbeit an der University of North Texas vorgelegten Forschungsarbeit von Streit-Horn (2011) handelt es sich um eine systematische Untersuchung der wissenschaftlichen Literatur über das Phänomen der Nachtod-Kontakte/Nachtod-Kommunikation (NTK). Sie analysierte 35 Studien, die zwischen 1894 und 2005 durchgeführt wurden und an denen 50.682 Menschen aus 24 verschiedenen Ländern teilnahmen. Zunächst sollte die Häufigkeit von NTK ermittelt werden. In diesem Zusammenhang wurde zwischen der Prävalenz, d. h. dem Prozentsatz der Personen, die im Laufe ihres Lebens eine oder mehrere NTK hatten, und der Inzidenz unterschieden, d. h. dem Prozentsatz der Personen, die nach dem Verlust eines geliebten Menschen eine oder mehrere NTK hatten. Was die Prävalenz betrifft, so ergab sich eine relativ hohe Zahl: 30 bis 35 Prozent der Bevölkerung haben im Laufe ihres Lebens eine oder mehrere NTK. Was hingegen die Inzidenz betrifft, so geht man davon aus, dass innerhalb eines Jahres nach dem erlittenen Todesfall bei 75 bis 80 Prozent der Hinterbliebenen ein oder mehrere NTK auftreten. Das ist also ein viel höherer Prozentsatz als allgemein angenommen und eher die Regel als die

Ausnahme bei Trauerfällen. Natürlich ist diese Zahl höher als bei der Prävalenz, aber das ist nur natürlich, da in diesem Fall Trauernde befragt wurden und nicht die Allgemeinbevölkerung. Allerdings sollte im Zusammenhang mit diesen Ergebnissen noch eine weitere Überlegung angestellt werden. Die Autorin selbst ist der Ansicht, dass die Werte möglicherweise zu niedrig angesetzt wurden, und zwar wegen der durch kulturelle Zwänge bedingten Scheu, anderen von den eigenen NTK zu erzählen. Das Thema Scheu spielt in der Tat in den zu diesem Thema durchgeführten Studien häufig eine große Rolle.

In den von Streit-Horn analysierten Studien haben sich zwei weitere Merkmale der NTK, die wir bereits erwähnt haben, deutlich abgezeichnet. Zum einen waren die Teilnehmer geistig gesund, und die NTK konnten daher nicht als Manifestationen von psychopathologischen Störungen angesehen werden. Der zweite Aspekt betrifft die Wirkungen der NTK. Die Daten unterstreichen den positiven Charakter der NTK-Erfahrung, die von den Betroffenen als positiv, gut, erfreulich, heiter, mystisch, tröstlich, heilend, transformatorisch und spirituell beschrieben wird.

Phänomenologie der Nachtod-Kontakte (NTK)

Bill und Judy Guggenheim (1996) haben ein Buch geschrieben – *Trost aus dem Jenseits!* –, das den Höhepunkt einer siebenjährigen Forschungsarbeit bildete, in der sie die Erfahrungen von Begegnungen mit Verstorbenen von zweitausend Menschen zusammengetragen haben. Diese sogenannten Nachtod-Kontakte (NTK), auch Nachtod-Begegnungen oder Nachtod-Kommunikation genannt, treten absolut spontan auf, ohne dass der Betreffende damit rechnet oder an die verstorbene Person denkt, oft während er einer Tätigkeit nachgeht.

Die Guggenheims analysierten die Erfahrungen, über die ihnen berichtet wurde, und unterteilten sie in zwölf Haupttypen, die hier durch die Zusammenfassung von visuellen NTK mit Teil- und Gesamterscheinungen zu einem Typ auf elf reduziert wurden.

Da sind zunächst die symbolischen NTK, bei denen Schmetterlinge (Symbole der Auferstehung), Regenbögen (Symbole der Hoffnung), Lichtstrahlen oder Tiere bzw. unbelebte Gegenstände von der wahrnehmenden Person als eine Form der Kommunikation aus dem Jenseits interpretiert werden. Für den außenstehenden Beobachter geben symbolische NTK eher Anlass zu Zweifeln. Handelt es sich um ein rein zufälliges Aufeinandertreffen, oder haben wir es hier mit der Art von Ereignissen zu tun, bei denen C. G. Jung (1952) von Synchronizität sprach, d. h. dem Zusammentreffen zweier Ereignisse, die nicht ursächlich miteinander verbunden sind, aber in einem Sinnzusammenhang stehen? Wie wir im weiteren Verlauf der Diskussion noch sehen werden, erzählen Menschen, die aus dem Jenseits zurückgekehrt sind, häufig, dass sie dort verstanden haben, wie alles in unserer Welt nach einer Art vorgezeichnetem Plan abläuft. Unter diesem Gesichtspunkt würde der Gegensatz zwischen Zufall und Notwendigkeit aufgehoben, denn der Zufall würde in seinen unzähligen Erscheinungsformen aus der Notwendigkeit heraus wirksam werden. In Leibnizscher Manier (siehe unten) könnte man sich vorstellen, dass eine teleologische, d. h. finalistische Notwendigkeit die Vorhersage aller zufälligen Ereignisse beinhalten würde. Das Universum würde also aus einer Abfolge von Ereignissen bestehen, die hinter der scheinbaren Unordnung tatsächlich nach einer nicht offensichtlichen Ordnung ablaufen. Dies würde die Dimension des Sinns in alle verschiedenen Ebenen der Realität einführen. Aber zurück zu den symbolischen NTK: Ein Schmetterling fliegt zufällig in einem bestimmten Moment in die Nähe einer Person, die einen geliebten Menschen verloren hat, der Regenbogen erscheint zufällig vor seinen Augen, aber gleichzeitig mussten der Schmetterling und der Regenbogen zu diesem Zeitpunkt und in diesem Raum vor ihm erscheinen; sie mussten dies tun, um ihm eine Botschaft zu überbringen, um ihm einen Sinn, eine Bedeutung zu vermitteln. Nach dieser Sicht der Dinge wären also kausale und nicht kausale Zusammenhänge wie Kett- und Schussfäden im Stoff unseres Lebens verwoben.

NTK in Form von Sinneswahrnehmungen sind solche, bei denen man die Anwesenheit der verstorbenen Person mit ihrer spezifischen Identität und Persönlichkeit an dem Ort wahrnimmt, an dem man sich gerade befindet. Sie entsprechen dem, was wir bisher als »Präsenzgefühl« bezeichnet haben. Obwohl dies eine der weniger fassbaren Formen der NTK ist, hat sie immer einen klar definierten Anfangs- und Endpunkt. Oft kann die trauernde Person die Gefühle des Verstorbenen und eine Art liebevolle Umarmung spüren, d. h. sie spürt die Liebe, die der geliebte Mensch für sie empfindet. Dann gibt es noch die akustischen NTK, bei denen man die Stimme eines geliebten Menschen als innere Stimme wahrnimmt, die jedoch von einer äußeren Quelle kommt.

Es ist die Erfahrung einer telepathischen Kommunikation. Was die häufigsten Inhalte der akustischen Nachtod-Kommunikation betrifft, so teilen uns unsere Lieben mit, dass sie glücklich sind. Sie drücken ihre Wertschätzung für das aus, was wir zu ihren Lebzeiten für sie getan haben und fügen häufig hinzu, dass sie mit anderen geliebten Menschen zusammen sind, die vor ihnen gestorben sind. Sie teilen uns mit, dass sie uns weiterhin lieben und uns nahe stehen, fordern uns auf, die Dinge zu tun, die gut für uns sind, und kündigen an, dass wir zu gegebener Zeit wieder zusammen sein werden, diesmal für immer. Bisweilen haben akustische NTK einen unmittelbaren Schutzzweck, indem sie uns warnen, etwas zu tun oder zu lassen, was für unsere Sicherheit oder die Sicherheit anderer von entscheidender Bedeutung ist.

Es kann auch vorkommen, dass die NTK als eine sanfte Liebkosung, ein zärtlicher Kuss oder eine warme Umarmung wahrgenommen wird.

In diesem Fall haben wir es mit sogenannten taktilen NTK zu tun. Auch bei dieser Erfahrung kehrt die Person, von der wir getrennt wurden, zurück, um uns Trost zu spenden und uns ihre Zuneigung zu zeigen. Bei den NTK ist das immer der Fall. Es gibt keine negativen NTK, bei denen man sich böswilligen und niederträchtigen Handlungen ausgesetzt fühlen würde. Das steht natürlich im Widerspruch zu der Hypothese, dass solche Erfahrungen Halluzinationen seien.

Tatsächlich können Halluzinationen einen sowohl positiven als auch negativen Charakter haben und natürlich auch Verfolgungsängste miteinschließen. Hingegen sind Nachtod-Kontakte immer und ausnahmslos Erfahrungen, die Trost, Erleichterung und Hoffnung spenden.

Es kann auch vorkommen, dass die Erfahrung der Nachtod-Begegnung mit dem geliebten Menschen durch einen bestimmten Geruch zustande kommt. Die Gerüche der olfaktorischen NTK können ganz unterschiedlich sein. Die häufigsten sind das Parfüm, Eau de Cologne oder Rasierwasser, das der Verstorbene benutzt hat, der Duft seiner Lieblingsblumen, der Geruch einer Speise oder eines Getränks oder von Tabak. Die olfaktorischen NTK sind die Form der Kontaktaufnahme mit dem Verstorbenen, die am häufigsten von mehreren Menschen gemeinsam erlebt werden. Dann gibt es natürliche auch noch die visuellen NTK. Geliebte Menschen erscheinen uns als leuchtendes Licht oder in ihrer eigenen Gestalt, teilweise oder ganz, als durchsichtiger Nebel oder in Form eines Festkörpers. Meistens sind sie so gekleidet wie früher, oder zuweilen auch in Weiß. Sie erscheinen uns auch nicht mehr krank und oft um Jahre jünger. Wie Fenwick (1995) feststellt, fühlen wir uns tendenziell viel jünger als wir tatsächlich sind. Oft bleibt das gefühlte Alter bei etwa 35 Jahren stehen. In Anbetracht dessen stellt er die Hypothese auf, dass die Wahrnehmung verstorbener Angehöriger eher ihr gefühltes Alter offenbart und nicht das ihrem physischen Erscheinungsbild entsprechende. Häufig strahlt von ihnen ein weißes, blaues oder goldenes Licht aus. In anderen Fällen ist hinter ihnen ein Licht zu sehen. Normalerweise scheinen unsere Lieben glücklich zu sein und zeigen eine Heiterkeit und Gelassenheit, die ihresgleichen sucht. Eine Ausnahme bilden die Verstorbenen, die im Leben anderen und dem Hinterbliebenen sehr schlimme Dinge angetan haben; sie erscheinen zerknirscht und bitten um Vergebung für das, was sie getan haben. Vollständige Erscheinungen sind recht häufig und können begleitet sein von den anderen erwähnten Formen von NTK. Manchmal hat man auch eine Vision des geliebten Menschen, die ihn außerhalb unserer Umgebung an einem wunderschönen Ort in der Natur zeigt, mit grünen Wiesen und blauem Himmel, voller kräftiger, lebendiger Farben, mit großen Blumen, Schmetterlingen und Bächen, die ein tiefes Gefühl von Frieden und Seelenruhe ausstrahlen.

Alle oben genannten Nachtod-Begegnungen können nicht nur im Wachzustand auftreten, sondern auch im Halbschlaf, also kurz vor dem Einschlafen oder dem vollständigen Aufwachen. Die NTK im Halbschlaf sind also identisch mit denen im Wachzustand.

Dann gibt es noch die NTK im Schlaf. Diese werden von allen, die sie erlebt haben, als anders als normale Träume beschrieben, nämlich als kohärente, geordnete, klare Erlebnisse, die ganz ähnlich sind wie die im Wachzustand.

Die seltenste Form der Nachtod-Kommunikation ist die über das Telefon. Das Telefon klingelt und Sie hören nach dem Abheben die Stimme eines geliebten Menschen. Wenn das Gespräch beendet ist, ist das Telefon tot und Sie hören nicht, wie der Hörer aufgelegt wird. Diese NTK können auch in Träumen auftreten.

Bei Nachtod-Kontakten in Form von physikalischen Phänomenen handelt es sich um Erfahrungen mit Lichtern oder Stereoanlagen, die sich von selbst einschalten, mit Gegenständen, die bewegt werden usw. Viele der von Fenwick (2008) befragten Personen erzählten von Lichtern, die sich von selbst ein- oder ausschalten, von Uhren, die im

Moment des Todes stehen geblieben sind oder umgekehrt nach Jahren der Inaktivität plötzlich wieder funktionieren, von Bildern, die von der Wand fallen sowie anderen physikalischen Phänomenen. Der Kontext, in dem dies geschieht, bestärkt den Trauernden darin, dass es sich um eine Mitteilung des geliebten Menschen handelt. Solche Phänomene treten nicht nur nach seinem Tod auf, sondern oft auch infolge von zu Lebzeiten gegebenen Versprechen, ein Zeichen zu geben, dass er noch da ist, oder aufgrund der Bitte des Hinterbliebenen um ein solches Zeichen.

Außerkörperliche Erfahrungen (AKE) können nicht nur im Zusammenhang mit Nahtod-Erfahrungen auftreten, sondern auch überraschend und ohne dass die Lebensfunktionen beeinträchtigt sind. Tatsächlich sind sie häufiger, als viele Menschen denken. Interessanterweise unterscheiden sich solche Erfahrungen deutlich von Träumen und werden sogar als realistischer empfunden als die im Alltag erlebten. Außerkörperliche Nachtod-Begegnungen sind eine besondere Untergruppe von außerkörperlichen Erfahrungen, bei denen man nach dem Verlassen des eigenen Körpers einem geliebten Verstorbenen begegnet. Sie können sowohl im Wachzustand als auch im Halbschlaf oder Schlaf auftreten.

Sterbebett-Zufälle (»deathbed coincidences«)

Es gibt eine Form der spontanen Erfahrung, die von Fenwick (2008) als »Sterbebett-Zufall« (deathbed coincidence, DC) bezeichnet wird und darin besteht, dass man sich plötzlich bewusst wird, dass jemand gestorben ist, und dann feststellt, dass dies tatsächlich im selben Moment geschehen ist. Häufig leben Menschen, die einen solchen »Sterbebett-Zufall« erleben, weit entfernt vom Sterbenden und wissen nicht einmal, dass er krank war. Diese Erfahrung kann verschiedene Formen annehmen.

Die häufigste besteht darin, dass wir eine Vision von der toten Person haben, die gekommen ist, um sich von uns zu verabschieden und uns mitzuteilen, dass alles in Ordnung ist. Der Person scheint es gut zu gehen, und häufig erscheint sie jünger als sie tatsächlich ist. Es handelt sich um dieselbe Art von Nachtod-Kommunikation, von der die Guggenheims (1996) berichtet haben und die in Fenwicks Version zeitlich mit dem Tod eines geliebten Menschen zusammenfällt. Es handelt sich um Visionen, die man im Allgemeinen im Schlaf, nach einem jähen Erwachen oder im Zustand des Übergangs zwischen Schlaf und Wachzustand hat. In den letzten beiden Fällen ist die Person sicher, dass es sich nicht um einen Traum handelt. Im völlig wachen Zustand hat man meist ein starkes Gefühl der Anwesenheit der verstorbenen Person, ohne dass jemals Zweifel an ihrer Identität oder an der Bedeutung ihres Besuchs aufkommen. In anderen Fällen wird man völlig unerwartet von der Erkenntnis überrascht, dass ein geliebter Mensch krank ist oder stirbt, oder man wird von einem plötzlichen Gefühl von Trauer und Schmerz überfallen, das auch in diesem Fall mit dem Todeszeitpunkt des geliebten Menschen zusammenfällt. Eine weitere Form der »Sterbebett-Zufälle« ist die Wahrnehmung der Symptome des Sterbenden.

Wer solche Erfahrungen macht, beschließt oft, schnell anzurufen, um herauszufinden, ob das Ganze tatsächlich stimmt. So erfährt derjenige schließlich die Wahrheit, dass der geliebte Mensch nicht nur gestorben ist, sondern auch, dass sein Ableben genau synchron mit der Erfahrung stattgefunden hat. Trotz der tragischen Bestätigung geben die meisten, die solche »Sterbebett-Zufälle« erlebt haben, an, durch sie letztlich getröstet und beruhigt worden zu sein.

Andererseits weist Fenwick darauf hin, dass solche Erlebnisse in erster Linie ein Bedürfnis des Verstorbenen und nicht des Überlebenden zum Ausdruck zu bringen scheinen, z. B. aufgrund einer ungelösten Spannung, eines Wunsches nach Versöhnung oder einer eingegangenen Verpflichtung.

Die »Sterbebett-Zufälle« können auch mit anderen Menschen geteilt werden, d. h. sie können unabhängig voneinander, aber zur gleichen Zeit von mehr als einer Person erlebt werden, nämlich zum Todeszeitpunkt eines geliebten Menschen (Fenwick, 2008).

Interessanterweise scheinen auch unsere Hunde und Katzen solche »Sterbebett-Zufälle« zu erleben. Fenwick (2008) ist bei seinen Untersuchungen auf mehrere solcher Fälle gestoßen. Beispielsweise auf Hunde, die zu einem Zeitpunkt, der sich später als der Todeszeitpunkt eines geliebten Menschen herausstellt, unerwartet und unerklärlich zu heulen anfangen oder die zu einem Zeitpunkt, der sich später als der Todeszeitpunkt eines geliebten Menschen des Herrchens oder Frauchens herausstellt, knurren und wie gebannt auf eine Stelle im Zimmer starren, an der sich scheinbar niemand befindet.

Katzen, die normalerweise in ihrem Körbchen schlafen, können sich nach dem Tod eines Menschen oder in den Tagen danach das Fell zerraufen, miauen und sich verstecken. Die meisten Tiere, von denen ein seltsames Verhalten berichtet wird, scheinen durch etwas, das sie gesehen oder gehört haben, gestört worden zu sein.

Es gibt noch eine weitere Form dieser Erfahrung, die bei näherer Betrachtung eine Unterform der Nachtod-Kommunikation darstellt. Raymond Moody hat diese Erfahrung »shared death experience« (gemeinsame Todeserfahrung oder auch geteilte Todeserfahrung) genannt. Sie wird von Personen erlebt, die sich neben dem Sterbenden befinden, und wird im 3. Kapitel behandelt, da ihre Inhalte eine außerordentliche Übereinstimmung mit der Sterbebett-Vision aufweisen können, die dort vorgestellt und näher erklärt wird.

Realität von Nachtod-Kontakten (NTK)

Natürlich stellt sich bei den Nachtod-Kontakten das Problem ihrer Echtheit. Bill und Judy Guggenheim selbst haben einige interessante

Beobachtungen gemacht, um die These zu stützen, dass NTK keine Halluzinationen sind, sondern echte Kontakte mit dem Jenseits.

1. Manche NTK liefern Informationen über den Verstorbenen, die der Hinterbliebene gar nicht wusste, und die dann von Personen, die den Verstorbenen am besten kannten, als wahr bestätigt werden.
2. Viele NTK kommen erst viele Jahre nach dem Tod der geliebten Person zustande, wenn man sich nicht mehr in einem Zustand großen Trauerschmerzes befindet.
3. Ein Teil der NTK bringt uns in Kontakt mit jemandem, den wir nicht kennen, der sich aber später, z. B. durch Fotos, als ein Verwandter herausstellt, der vor unserer Geburt oder in einer Zeit gestorben ist, in der wir zu jung waren, um uns daran zu erinnern (aufgrund des Phänomens der sogenannten »infantilen Amnesie« erinnern sich die meisten Erwachsenen nicht an Ereignisse, die in den ersten dreieinhalb Jahren ihres Lebens stattfanden).
4. Es gibt NTK, die dem Hinterbliebenen Informationen liefern, die gleichermaßen nützlich wie unbekannt sind (z. B. das Vorhandensein von Lebensversicherungspolicen), die in der Regel den Hinterbliebenen betreffen oder für andere Personen von Interesse sein können, mit denen der Verstorbene möglicherweise keinen Kontakt herstellen konnte.
5. Manche NTK gehen der Nachricht vom völlig unvorhergesehenen Tod eines Familienmitglieds oder Freundes sogar voraus. Wenn die Nachtod-Begegnung frühzeitig zustande kommt, kann der Zeitpunkt ihres Auftretens mit dem übereinstimmen, der später auf dem Totenschein als Todeszeitpunkt vermerkt ist.
6. Ein weiterer Beleg dafür, dass diese NTK, die der Todesnachricht vorausgehen, nicht von Gefühlen und Trauerschmerz gesteuert werden, ist die Tatsache, dass sie eine Person betreffen

können, zu der man gar keine intensive emotionale Beziehung hat.

7. Bei einem Teil der NTK geht es um den Schutz des Hinterbliebenen. In solchen Fällen wird die Person vor einem bevorstehenden Unfall, vor einer gegen sie gerichteten kriminellen Handlung oder vor anderen Formen von Gefahr für ihr Leben gewarnt. Die Person konnte von diesen Quellen ernsthafter Bedrohung für ihre eigene Sicherheit und die ihrer Angehörigen nichts wissen.
8. Es kann vorkommen, dass Haustiere während einer NTK das gleiche Verhalten an den Tag legen wie bei einer Begegnung mit einem verstorbenen Familienmitglied. Wenn man beispielsweise die Anwesenheit eines verstorbenen geliebten Menschen spürt, kann es sein, dass ein Hund um einen bestimmten Ort herumrennt, mit dem Schwanz wedelt, bellt und sich dann am Ende der Erfahrung beruhigt und neben die Person setzt und hinlegt. Zuweilen reagieren Tiere aber auch mit Angst. Außerdem können Tiere die Anwesenheit einer verstorbenen Person wahrnehmen, noch bevor ihre Besitzer es tun.
9. Manche NTK werden auch gemeinsam erlebt: Mindestens zwei Personen haben in diesem Fall zur gleichen Zeit das gleiche Erlebnis, sehen das gleiche verstorbene Familienmitglied und hören die gleichen Worte.

Besonders empfehlen möchte ich den Leserinnen und Lesern das Buch *Trost aus dem Jenseits: Unterwartete Begegnungen mit Verstorbenen* von Bill und Judy Guggenheim, um sich über die von ihnen geschilderten Fälle zu informieren. Außerdem wurde die Literatur über NTK kürzlich durch ein weiteres gutes Buch von Evelyn Elsaesser (*Nachtod-Kontakte: Spontane Begegnungen mit Verstorbenen,* 2020) bereichert. Auch dieses Buch würde ich jedem empfehlen, der sich eingehender mit diesem Thema befassen möchte. NTK können auch bei Personen auftreten, die keine emotionale Verbindung zu der/dem Verstorbenen haben (Kelly, 2002). Mithilfe von Fragebögen wurden Einsatzkräfte (68 Polizeibeamte und 22 Feuerwehrleute und medizinisches Personal) gefragt, ob sie jemals ein Gefühl der Kommunikation, der Anwesenheit oder der Verbundenheit mit den von ihnen versorgten Unfallopfern zum Zeitpunkt ihres Todes erlebt hatten. Von den neunzig Befragten haben fünfzehn diese Frage bejaht. Die Anzahl der Erlebnisse war von Person zu Person verschieden. Die Gesamtzahl der erinnerten Ereignisse betrug 229. Bei keiner dieser Personen gab es Anzeichen für eine psychische Störung, und für alle war klar, dass es sich weder um Einbildung noch um innere Stimmen gehandelt hatte. Sie hielten das Erlebnis zwar für ungewöhnlich, aber gleichzeitig auch für real. Sie hatten nicht nur keine Verbindung zu der/dem Verstorbenen, sondern auch keine persönliche Bekanntschaft oder Beziehung zu ihr/ihm. Kein einziger der Retter war außerdem besonders religiös. Und letztlich ist es sehr interessant, dass keiner von ihnen jemals mit anderen Menschen über diese Erfahrungen gesprochen hat.

Die NTK sind nicht die einzige Form der Jenseits-Erfahrungen. Es gibt noch weitere, die es verdienen, beschrieben und analysiert zu werden.

3.

Andere Formen von Jenseits-Erfahrungen

Sterbebett-Visionen

Nachtod-Kontakte sind nur eine Form, über die wir mit unseren verstorbenen Angehörigen und ganz allgemein mit jenseitigen Dimensionen der Wirklichkeit in Kontakt treten können. Eine andere Form sind die Sterbebett-Visionen, d. h. Visionen auf dem Sterbebett, die sich in den Stunden vor dem Tod der betreffenden Person einstellen. Sie unterscheiden sich von Nahtod-Erfahrungen, auf die wir gleich noch näher eingehen werden, dadurch, dass die Person noch am Leben und aus medizinischer Sicht bei Bewusstsein ist.

Die erste Studie über diese Erfahrungen wurde von Sir William Barrett, einem Professor für Physik am Royal College of Science, durchgeführt. In seinem Buch (1926) kam er zu dem Schluss, dass die Sterbebett-Visionen nicht bloß ein Ausdruck des Krankheitszustands des Gehirns des Sterbenden sind.

Elisabeth Kübler-Ross (1995) untersuchte dieses Phänomen sowohl bei Erwachsenen als auch bei Kindern. Sie stand am Bett von Sterbenden und hörte zu, wie diese beschrieben, was sie wahrnahmen. Das Signal, das den Dialog in Gang setzte, war ein Zustand der ruhigen Gelassenheit, der sich auf dem Gesicht des Sterbenden abzeichnete. Was sehen Menschen, wenn sie sich dem Moment des Ablebens nähern? Bereits verstorbene geliebte Menschen tauchen auf, aber niemals solche, die noch am Leben sind. Die Regel ist, dass man von denen begrüßt wird, die man geliebt hat und die uns geliebt haben. Man sieht also seine Mutter oder seinen Vater, seinen Ehepartner, seine

Brüder oder Schwestern, seine Freunde, seine Kinder, sofern sie bereits verstorben sind. Neben geliebten Menschen können auch liebevolle, körperlose Wesen, wie Geistführer oder Engel, wahrgenommen werden.

Osis und Haraldsson (1977) haben wertvolle Untersuchungen zu diesen Erfahrungen durchgeführt. Ärzte und Pflegepersonal in Krankenhäusern füllten Fragebögen aus, um ihre Beobachtungen über die von sterbenden Patienten erlebten und beschriebenen Erfahrungen zu sammeln. Auf diese Weise wurden 703 Fälle von Visionen erfasst.

Davon standen 80 Prozent der unheilbar kranken Patienten nicht unter dem Einfluss von Medikamenten, und nur 8 Prozent von ihnen wiesen eine Temperatur von über 39,5 °C auf. Deshalb konnte davon ausgegangen werden, dass die Erfahrungen der Patienten weder durch medikamentöse Behandlung noch durch hohes Fieber verursacht worden waren.

Die Visionen gingen dem Tod um eine Zeitspanne voraus, die von einigen Minuten bis zu mehr als einem Tag reichen konnte. Sie waren auch von unterschiedlich langer Dauer. Die Hälfte der Visionen dauerte nicht länger als fünf Minuten, während sie in 17 Prozent der Fälle sechs bis fünfzehn Minuten, in 18 Prozent sechzehn bis sechzig Minuten und in 13 Prozent mehr als eine Stunde bis zu einem Tag dauerten; in einigen wenigen Fällen hielten sie sogar noch länger an.

Bei den Sterbenden, die die Visionen hatten, kam es zu einem positiven Stimmungsumschwung der Gefühle – zu einem Gefühl von Frieden und Gelassenheit. Die festgehaltenen Inhalte stimmen mit den von Barrett und Kübler-Ross durchgeführten Untersuchungen überein. Eine Minderheit berichtet von einer Vision von wunderschönen Umgebungen, die durch großen Frieden und Schönheit gekennzeichnet sind: meist schöne Gärten mit saftig grünem Gras und bunten Blumen, ein Tor und strahlendes Licht. Die meisten Sterbenden sahen ihre Angehörigen oder religiöse Figuren in der physischen Umgebung des Krankenhauses. Sie machten die Erfahrung, dass Menschen wie ihre Mutter, ihr Vater, Ehepartner, ihre Großeltern, Geschwister und Freunde gekommen waren, um sie abzuholen und sie beim Übergang in ihr neues Leben nach dem Tod zu begleiten. Auch das Erscheinen religiöser Gestalten erfüllte denselben Zweck.

Die erwähnte Untersuchung ist besonders wertvoll, weil dabei amerikanische und indische Patienten miteinander verglichen wurden, sodass ein kulturübergreifender Vergleich möglich war. Das Auftreten oder Nichtauftreten der Visionen erwies sich als unabhängig von Religion, Alter, Geschlecht und Schulbildung. Allerdings waren die Anteile der Visionen, in denen verstorbene geliebte Menschen oder religiöse Figuren auftauchten, unterschiedlich. Amerikanische Patienten nahmen fünfmal häufiger ihre Angehörigen wahr, indische Patienten hingegen häufiger religiöse Gestalten. Das Spektrum reichte von Jesus bis zu Yama (indischer Gott des Todes), von Engeln bis zu den Yamadutas (Boten von Yama). Nur sehr selten zweifelten die Patienten an dem, was sie in ihren Visionen gesehen hatten.

Oder wie die Psychiaterin Kübler-Ross (1983) feststellt: »Der einzige Unterschied zwischen Menschen mit unterschiedlichem religiösem Hintergrund besteht im Auftauchen bestimmter religiöser Gestalten.« Und weiter: »Ein jüdisches Kind sieht keinen Jesus, weil ein jüdisches Kind Jesus im Allgemeinen nicht mag. Das sind nur religiöse Unterschiede. Der gemeinsame Nenner ist ganz einfach die echte, authentische Liebe.« Oder anders ausgedrückt: Die Jenseitigen nehmen die Gestalt an, die am besten zu den religiösen Erwartungen des Patienten passt, falls es überhaupt welche gibt. Ihre spezifische Identität scheint also eine Art Kleid zu sein, das sie sich überstreifen, um sich möglichst effizient auf den Sterbenden einzustimmen.

Eine der fundiertesten Untersuchungen über Sterbebett-Visionen verdanken wir dem Psychiater Peter Fenwick (2008). Er untersuchte englische Patienten und ermittelte (auch hier zeigt sich der kulturelle

Einfluss auf das Phänomen) ganz andere Prozentsätze als Osis und Haraldsson bei den indischen Patienten. Bei 70 Prozent der Personen, die von den Sterbenden gesehen wurden, handelte es sich um Verwandte und Freunde, nur 2 Prozent waren religiöse Wesen. In 28 Prozent der Fälle war es nicht möglich, die Art des Sterbebett-Besuchers zu bestimmen: Die Sterbenden lächelten und streckten zur Begrüßung die Arme aus, ohne dass man aus ihren Worten auf die Identität der Person, die sie beobachteten, hätte schließen können. Dies wirft eine neue Frage auf, nämlich die nach der tatsächlichen Häufigkeit dieses spirituellen Phänomens. In der Tat ist oft der einzige Beweis dafür das Verhalten der Sterbenden und nicht das, was sie tatsächlich sagen können. Ihre Gesichter leuchten auf, als hätten sie jemanden gesehen, den sie erkennen und lieben, oder sie strecken ihre Arme nach einer unsichtbaren Präsenz aus. Alle Augenzeugen berichten, dass der Sterbende keine Angst vor dem Sterbebett-Besucher erkennen lässt. Ganz im Gegenteil: Die Visionen lösen jede Angst vor dem Tod auf. Fenwick schreibt in diesem Zusammenhang: »Visionen von toten Verwandten sind enorm tröstlich und beruhigend, und die damit verbundene Gewissheit für die Sterbenden, dass sie auf dieser unvermeidlichen Reise mit Menschen zusammen sein werden, die sie kennen und lieben, scheint zu einer unmittelbaren Akzeptanz des Todes selbst zu führen.« (Fenwick, 2008) Andererseits begreifen die Anwesenden nicht immer, was vor sich geht, sodass die tatsächliche Zahl der Sterbebett-Visionen eher unterschätzt wird.

Kommen wir zurück auf den Inhalt dieser Visionen. Zunächst einmal ist es interessant, dass das Auftreten der Sterbebett-Visionen unabhängig von den religiösen Erwartungen der Sterbenden ist. Diese Tatsache sorgt sowohl bei Gläubigen als auch bei Nicht-Gläubigen für Befremden und Erstaunen.

Diese Visionen finden im realen Raum statt, was daran erkennbar ist, dass der Sterbende starr auf einen bestimmten Punkt im Zimmer starrt oder eine Hand ausstreckt, als käme jemand auf ihn zu, oder mit den Augen jemandem folgt, der sich scheinbar im Zimmer herumbewegt. In einigen Fällen steht der Sterbende sogar aus dem Bett auf, als versuche er, seiner Vision zu folgen. Sie erscheint ihm so real, dass er häufig nicht nur mit ihr interagiert, sondern auch von anderen erwartet, dass sie dasselbe tun. Manchmal wird dem Sterbenden aber auch schnell klar, dass andere die Vision, die er gerade erleben darf, nicht teilen können.

Visionen sind willkommen, und der Sterbende reagiert mit Interesse und Freude auf sie. Der Sterbebett-Besucher wird als eine tröstliche Präsenz wahrgenommen, die ihm beim Übergangsprozess hilft und ihn über die Grenzen des physischen Todes hinaus begleitet. Die Gespräche, die der Sterbende mit dem Besucher führt, erscheinen vernünftig und einleuchtend und können je nach Fall kurz sein oder länger dauern (bisweilen sogar mehrere Stunden). Manchmal spricht der Sterbende nicht nur im Zimmer mit dem Sterbebett-Besucher, sondern scheint mit ihm sogar in eine andere Wirklichkeit zu reisen, die als realer als die physische Welt wahrgenommen wird und von Licht und Liebe erfüllt ist. Der Sterbende kann sich in den Tagen und Stunden vor dem Tod in diese Dimension hinein- und wieder aus ihr herausbewegen, wobei er manchmal Geistwesen begegnet, die er nicht kennt, deren Reinheit aber deutlich spürbar ist. Die Visionen sind auch häufig die eines Lichts, das manchmal nicht nur vom Sterbenden, sondern auch von seinen Angehörigen im Zimmer wahrgenommen wird.

Die Erscheinungen von Sterbebett-Besuchern treten in der Regel einige Stunden vor dem Tod auf, manchmal aber auch Tage oder sogar Wochen vorher. Manchmal kann dies, ohne erkennbare Unterschiede des Phänomens, auch bei einer Person geschehen, die scheinbar gesund ist und keinen Grund zu der Annahme hat, ihr Leben neige sich dem Ende zu. Solche Fälle sprechen dafür, dass diese Visionen unabhängig vom biologischen Prozess des Sterbens, von einer Gehirnerkrankung und der Erwartung des Todes sind. Gelegentlich kann der Sterbende den Sterbebett-Besucher auch bitten, sein Ableben etwas hinauszuzögern, in der Regel, um Zeit zu haben, sich von einem geliebten Menschen zu verabschieden, oder umgekehrt, weil er es vorzieht, erst dann zu gehen, wenn die Angehörigen sich zurückgezogen und ihn allein gelassen haben. Fenwick weist darauf hin, dass es zwar häufig vorkommt, dass der Sterbende seinen Lieben mitteilt, dass er am nächsten Tag nicht mehr unter ihnen weilen wird. Er sagt aber nie, dass sein Weggang mit seinem eigenen Tod zusammenhängt, sondern drückt es eher so aus: er werde abgeholt, er trete eine Reise an oder er geselle sich zu den anderen, die auf ihn warten.

Die Pflegekräfte, die den Sterbenden betreuen, sind die ersten, die ausschließen, dass die Sterbebett-Visionen mit der Einnahme von Medikamenten oder einem Fieberzustand zusammenhängen. Die in solchen Fällen auftretenden Halluzinationen gehen nämlich in der Regel mit einem Zustand der Verwirrung einher, bei dem Tiere über den Boden oder die Tapete laufen oder Kinder im Zimmer auf- und abrennen. Die Patienten sind sich in diesen Fällen auch bewusst, dass es sich um halluzinatorische und nicht um reale Wahrnehmungen handelt. Aus diesem Grund, so Fenwick, sind Arzneimittelhalluzinationen zwar lebhaft, aber eher beunruhigend als beängstigend. Ganz zu schweigen davon, dass es in solchen Fällen ausreicht, das Arzneimittel zu wechseln, damit sie verschwinden. Darüber hinaus weisen Sterbebett-Visionen nicht die Eigenschaften von Halluzinationen auf, die durch organische Psychosen entstehen, die wiederum durch das Versagen lebenswichtiger Organe wie Leber, Niere, Herz oder Lunge verursacht werden. Bei den organischen Psychosen werden Halluzinationen ausgelöst, die arzneimittel- oder fieberbedingten Halluzinationen gleichen und im Gegensatz zu den Visionen am Sterbebett von einem Zustand der Verwirrung und Sinnlosigkeit für den Patienten begleitet werden.

Die Sterbebett-Visionen haben noch nicht einmal etwas mit den physischen Prozessen zu tun, die hypothetisch zur Erklärung von Nahtod-Erfahrungen herangezogen werden. Zum einen ist die Person, die diese Visionen hat, noch am Leben, und zum anderen gibt es, wie bereits erwähnt, Fälle, in denen solche Erfahrungen bei Menschen auftreten, die sich noch nicht im Sterbeprozess befinden, sondern erst kurz nach dieser Erfahrung in diesen übergehen.

Auch eine psychologische Erklärung wurde vorgebracht: Sterbebett-Visionen seien ein Phänomen des Selbsttrostes, das auf den Überzeugungen und Erwartungen des Patienten beruhe. Wie Fenwick jedoch feststellt, widersprechen diese Visionen in Wahrheit sehr oft den Überzeugungen und Erwartungen des Sterbenden.

Schließlich ist zu bedenken, dass Sterbebett-Visionen gelegentlich auch von einer anderen Person im Zimmer des Sterbenden geteilt werden. Auf dieses Phänomen werden wir später im Zusammenhang mit einer Studie von Raymond Moody (2010) noch näher eingehen. In der Zwischenzeit können wir uns einige Gedanken über den Begriff Halluzination machen. Wenn dieser als eine Sinneswahrnehmung definiert wird (American Psychiatric Association, 2013), die den Charakter einer objektiven Wahrnehmung hat, aber in Abwesenheit einer sensorischen Stimulation des betreffenden Sinnesorgans auftritt, sollte sie nicht zwangsläufig als eine falsche Sinneswahrnehmung verstanden werden. In der Tat schließt die obige Definition, unabhängig von den ursprünglichen Absichten ihrer Autoren, die Möglichkeit von Wahrnehmungen mit ein, die ohne sensorische Stimulation des betreffenden Sinnesorgans auftreten, sich in Form einer objektiven Wahrnehmung manifestieren und objektiv sind. Daher schließt der Begriff der Halluzination entweder den der falschen Wahrnehmung nicht mit ein und kann daher zum Bestreiten des Wahrheitsgehalts von Sterbebett-Visionen nicht verwendet werden, oder er verrät eine dogmatische und unwissenschaftliche Voreingenommenheit.

Doch es gibt eine Möglichkeit zur Überprüfung der Objektivität einer Wahrnehmung, und zwar durch kontrollieren, ob sie mit anderen Menschen geteilt/gemeinsam erlebt wird oder nicht. Wir können nicht absolut sicher sein, dass das gemeinsame Erleben der Wahrnehmung ihre Objektivität beweist, aber andererseits können wir uns über gar nichts absolut sicher sein. Wenn also allgemein anerkannt wird, dass die Objektivität einer Wahrnehmung durch die Überprüfung ihres gemeinsamen Erlebens durch mehrere Personen festgestellt werden kann, dann stellt das gemeinsame Erleben von Sterbebett-Visionen eine Bestätigung für ihre Objektivität dar.

Für die Objektivität der Sterbebett-Visionen spricht außerdem, dass dabei nie noch lebende Personen auftauchen. Kübler-Ross fragte sterbende Kinder, wen sie gerne immer bei sich hätten. 99 Prozent antworteten darauf ihre Mama oder ihren Papa. Doch als sie kurz vor dem Tod standen und eine Sterbebett-Vision hatten, begegnete keinem der Kinder seine Mama oder sein Papa, außer diese waren bereits verstorben.

Kein Kind sah einen noch lebenden Elternteil, selbst wenn es, wie bei Autounfällen, an denen die ganze Familie beteiligt ist, nicht wusste, wer von ihnen überlebt hatte und wer nicht. Würde es sich bei den Visionen der Kinder lediglich um Halluzinationen handeln, die ihrem Wunsch entsprächen, die Menschen, die sie brauchen, in ihrer Nähe zu haben, dann würden sie alle ihre Eltern sehen. Das ist jedoch, wie gerade beschrieben, nicht der Fall.

Gemeinsame Todeserfahrungen

Es gibt noch eine weitere Form der spontanen Erfahrung, die zusammen mit den Sterbebett-Visionen betrachtet werden muss. Nach einer ersten Beschreibung durch das Ehepaar Guggenheim wurde sie insbesondere von Moody (2001; 2010) untersucht, der sie als »gemeinsame Todeserfahrung« bezeichnete, sowie von Fenwick (2008). Es handelt sich um eine Erfahrung der Nachtod-Kommunikation, die von Personen am Bett eines Schwerkranken erlebt wird, der gerade stirbt oder soeben verstorben ist. Sie wird in diesem Kapitel behandelt, weil einige ihrer möglichen Bestandteile, wie bereits angedeutet, mit den geteilten Sterbebett-Visionen übereinstimmen.

Was geschieht bei dieser Form der Erfahrung? Nicht alle Komponenten treten bei ein und derselben Person auf, aber wenn man viele Berichte vergleicht (Moody hat Hunderte ausgewertet), ergeben sich folgende Merkmale.

Man sieht im Zimmer des Sterbenden einen oder mehrere seiner bereits verstorbenen Verwandten oder Freunde, die gekommen sind, um ihn beim Übergang in das neue Leben zu begleiten. Sie wirken im Allgemeinen jünger. Der Sterbende spricht in aller Ruhe mit ihnen. Im Moment des Todes steigt im Allgemeinen eine Art Nebel aus seinem Körper auf und verflüchtigt sich dann, oder man sieht, wie sich die Gestalt des Verstorbenen aus seinem Körper herauslöst und entfernt, wobei ein Licht von ihr ausgeht. Mehrere Zeugen berichten auch von einem leichten Wind, der im Moment des Todes aufkommt, obwohl der Ort möglicherweise komplett von der Außenwelt abgeschlossen ist. Er wird als die Seele der Person gedeutet, die sich von ihrem Körper losgelöst hat. Ein solches Phänomen kann nicht nur im Moment des Todes auftreten, sondern auch in den darauffolgenden Stunden.

Auch Fenwick (2008) berichtet auf Grundlage seiner Untersuchung, dass gelegentlich Menschen, die sich beim Sterbenden befinden, ein Licht sehen, das vom Körper der sterbenden Person ausgeht oder diese während der gesamten Zeit des Sterbeprozesses umgibt. Die Wahrnehmung, dass etwas den Körper verlässt oder in seiner Nähe zu sehen ist, wird laut Fenwick häufig von Angehörigen und vom Pflegepersonal beschrieben. Es ist eine Art »Rauch«, ein »grauer Nebel« oder ein »weißer Nebel«, der den Körper verlässt, meist aus dem Mund, der Brust, dem Kopf oder den Füßen. Diese »sehr feinstoffliche weiße Form« schwebt dann in der Luft und verschwindet schließlich. Manchmal schwebt sie über dem Körper, bevor sie aufsteigt und durch die Decke verschwindet. Laut den übereinstimmenden Daten von Fenwick und Moody können die Anwesenden im Raum außer dem »Nebel« auch ein helles weißes Licht sehen, das aufgetaucht ist, um den Sterbenden zu empfangen, und das sie vielleicht schon Tage oder sogar Wochen zuvor gesehen haben. Gleichzeitig können sie ein Gefühl der Liebe wahrnehmen und manchmal wunderbare, erhabene Musik hören. Es dürfte nicht überraschen, dass solche Erfahrungen den Personen, die einen geliebten Menschen verloren haben, großen und dauerhaften Trost spenden. Nicht alle Anwesenden haben jedoch diese Wahrnehmungen. Sie können auch dadurch unterbrochen werden, dass jemand den Raum betritt oder spricht.

Moody (2010) berichtet auf Grundlage seiner Interviews, es könne auch vorkommen, dass man die Szene außerhalb des eigenen Körpers aus einer erhöhten Perspektive beobachtet und sieht, dass der geliebte Mensch, der nun tot ist, sich in einem meist viel jüngeren Körper manifestiert. Man kommuniziert mit ihm telepathisch. Gemeinsam mit dem geliebten Menschen schaut man sich sein Leben im Rückblick an und lernt dabei Aspekte und Episoden kennen, von denen man vorher nichts wusste und für die man später objektive Beweise findet. Bestimmte Teile dieses Lebens können jedoch wie unscharf sein und sich der Beobachtung durch den Hinterbliebenen entziehen. Manche begleiten den Verstorbenen auch in einen Tunnel, an dessen Ende man ein Licht erahnen kann, oder in eine jenseitige Umgebung, in der alles in seinem eigenen Licht erstrahlt. Es kommt jedoch ein Zeitpunkt, an dem man nicht mehr weitergehen darf und anhalten muss.

Moody zufolge werden diese Erfahrungen durch die Akzeptanz des Todes des geliebten Menschen und ein hohes Maß an Empathie begünstigt. Außerdem haben sie das Potenzial für eine tiefgreifende persönliche Transformation, die den Glauben an ein Leben nach dem Tod festigt, eine Vorstellung vom Leben über sein irdisches Ende hinaus fördert und einen tiefgreifenden Wertewandel begünstigt.

Erwähnenswert ist zudem, dass die von uns geschilderten Erfahrungen, wie bereits erwähnt, auch von Pflegekräften und Ärzten in Krankenhäusern, die keinen Bezug zum Sterbenden haben, beschrieben werden können. Die Zahl der Krankenhaus- oder Hospiz-Mitarbeiter, die verschiedene Komponenten der gemeinsamen Sterbeerfahrung erlebt haben, ist höher, als man erwarten würde. Der Grund dafür: Viele, die so etwas erlebt haben, erzählen meist lieber nichts davon, weil sie das in Verruf bringen könnte.

Wir möchten unsere Leserinnen und Leser an dieser Stelle auf die ausgezeichneten Bücher von Fenwick (2008) und Moody (2010) verweisen. Sie werden dort viele bewegende Beispiele für diese Art von Erfahrungen finden.

Die gemeinsamen Todeserfahrungen sprechen stark für die Wahrhaftigkeit der Sterbebett-Visionen und Nahtod-Erfahrungen, auf die wir im Folgenden noch näher eingehen werden. Sie stimmen mit beiden völlig überein und werden gleichzeitig von völlig gesunden Menschen erlebt. Als weitere Bestätigung für die Objektivität des dabei Wahrgenommenen ist auch zu bedenken, dass sie von mehreren Menschen gleichzeitig und immer übereinstimmend erlebt werden können.

Nahtod-Erfahrungen (NTE)

Während Sterbebett-Visionen auftreten, wenn die Person zwar im Sterben liegt, aber noch lebt, treten Nahtod-Erfahrungen zu einem späteren Zeitpunkt, im Koma oder nach dem Eintritt des Todes auf. Es handelt sich dabei um ziemlich eindeutige Phänomene, die ganz oder teilweise erinnert werden können und in einem körperlichen Zustand auftreten, der durch das Fehlen von Herz- und Hirnaktivität gekennzeichnet ist. Es handelt sich um Erfahrungen, die heute dank der Herz-Lungen-Wiederbelebung (HLW) in unserer Gesellschaft ziemlich verbreitet sind. Eine Gallup-Umfrage aus dem Jahr 1982 ergab, dass 5 Prozent der amerikanischen Bevölkerung eine Nahtod-Erfahrung hatte. Eine andere Studie, die 1998 in Deutschland durchgeführt wurde, ergab eine vergleichbare Zahl: 4,2 Prozent.

Was erzählen Menschen einhellig, die dank der Wiederbelebung zu den Lebenden zurückgekehrt sind? Im Folgenden fasse ich zusammen, was Tausende von Menschen, die von Forschern seit den 1970er-Jahren befragt wurden, über ihre Erfahrungen nach dem Moment, in dem ihr biologisches Leben zum Stillstand kam, berichten.

Die erste Komponente dieser Erfahrung ist die sogenannte außerkörperliche Erfahrung (AKE, engl. out-of-body experience, OBE). Dabei nimmt der Mensch sich selbst und die Welt von einer Warte außerhalb seines Körpers und aus einer höheren visuell-räumlichen Perspektive als seinem physischen Aufenthaltsort wahr. Bei einer AKE ist das Gefühl der Handlungsfähigkeit, d. h. der Kontrolle über die eigenen Gedanken und Handlungen im entkörperten Selbst angesiedelt. AKE treten nicht nur während einer Nahtod-Erfahrung auf, sondern können auch ein- oder zweimal im Laufe des Lebens spontan und für kurze Zeit auftreten, wie z. B. aus einer Studie des Psychiaters G. Gabbard (1981) hervorgeht. Im Einzelnen wurden 1500 Personen untersucht, von denen 339 angaben, eine außerkörperliche Erfahrung gemacht zu haben, davon nur 34 während einer Nahtod-Erfahrung. Interessanterweise hat derselbe Autor in einer anderen Studie gezeigt, dass Personen, die eine außerkörperliche Erfahrung gemacht haben, sich einer guten geistigen Gesundheit erfreuen, was durch verschiedene psychologische Tests mit ihnen belegt wurde (Twemlow, Gabbard, Jones, 1982). Außerkörperliche Erfahrungen sind durchaus weitverbreitet (mindestens 10 Prozent der Bevölkerung) und kulturunabhängig (Blanke, Thut, 2007). Sie werden begünstigt (Blackmore, 1982) durch einen Zustand körperlicher Entspannung, sensorische Deprivation, Fantasieaktivitäten, die den eigenen Körper zum Gegenstand haben, und einen Zustand hoher Konzentration (Vipassana-Meditation kann zu AKE und der Vision einer Lichtgestalt führen, die sich manchmal am Ende eines langen Tunnels befindet), aber auch durch Momente großer emotionaler Angst oder unerträglicher körperlicher Schmerzen. Menschen, die eine AKE erlebten, erzählen oft, dass sie über den Kopf oder die Füße wieder in ihren Körper zurückgekehrt sind (Fenwick, 1995). Das ist im Prinzip genau die umgekehrte Entsprechung der Beobachtungen von Personen, die dem Tod eines geliebten Menschen beiwohnen: ein feiner Nebel, der aus dem Kopf oder den Füßen entweicht. Bezeichnenderweise sind Menschen, die eine außerkörperliche Erfahrung bei Nicht-Sterbenden beobachten, häufig sehr beeindruckt, schockiert und verblüfft, weil sie das Gefühl haben, dass der Körper zu einer leeren, seelenlosen Hülle geworden ist. Sie nehmen die Person nicht als schlafend, in Gedanken versunken oder träumend wahr (Fenwick, 1995).

Menschen, die aus dem Zustand des Todes zurückkehren, berichten, dass sie eine außerkörperliche Erfahrung gemacht haben, d. h. sich von ihrem Körper gelöst und von allen körperlichen und seelischen Leiden befreit haben und sofort in einen Zustand des Friedens und der Ruhe versetzt wurden. Die eigene Identität bleibt hingegen erhalten.

In der Regel steigen alle, bei denen die Nahtod-Erfahrung mit einer außerkörperlichen Erfahrung beginnt, zumindest anfangs nicht über die Zimmerdecke hinaus auf und befinden sich in einer Position, die oft einer Ecke des Zimmers entspricht. Sie berichten später außerdem, dass ihr Bewusstsein und ihre Aufmerksamkeit generell ein höheres Niveau als im normalen Alltag erreicht haben. (Long, 2010). Sie sind sich ihres Todes bewusst, haben das Gefühl, eine Art ätherischen Körper zu besitzen, und wenn sie aufsteigen, sehen sie die letzte Szene von oben, selbst wenn sie seit ihrer Geburt blind waren (Ring, Cooper, 1997). Wenn sie sich im Krankenhaus befinden, sehen sie genaue Einzelheiten ihrer Operation, die verwendeten medizinischen Geräte, bestimmte Aspekte des medizinischen Personals. Im Zustand des Todes können sich die Menschen auch vom Ort ihres Körpers wegbewegen, z. B. durch die Wände von Gebäuden hindurch, und andere Szenen beobachten, z. B. ihre Angehörigen im Wartezimmer des Krankenhauses. Sie können andere jedoch nicht berühren. Aber sie hören, was geredet wird, lauschen den Gedanken. Ihr Denken ist klarer und ihre Sinne sind geschärft. Vor allem das Sehvermögen ist schärfer, deutlicher und lebendiger. Außerdem wird es als 360-Grad-Rundblick wahrgenommen und oft als sphärische Sicht beschrieben, die gleichzeitig in alle Richtungen (vorne, hinten, rechts, links, oben und unten) geht. In einer Untersuchung von Long (2010) berichteten 46 Prozent der Personen, die eine Nahtod-Erfahrung gemacht hatten, dass sie im Vergleich zum normalen Alltag auch ein besseres Hörvermögen besaßen.

Im Zustand der außerkörperlichen Erfahrung sind sie in der Lage, sich mit der Geschwindigkeit ihrer Gedanken überallhin zu bewegen. Wenn sich beispielsweise Verwandte am anderen Ende der Welt befinden, muss man nur an sie denken, um sich in ihrer Gegenwart wiederzufinden. In dieser Phase der Nahtod-Erfahrung begegnet man Geistführern oder verstorbenen geliebten Menschen und erfährt ihre liebevolle Nähe und Unterstützung. So entdeckt man, dass geliebte Menschen nicht verloren sind und dass man mit ihnen in dieser neuen Dimension glücklich wiedervereint wird. Kelly (2001) führte eine Studie mit 74 Personen durch, die verstorbene Personen in der Nahtod-Erfahrung getroffen hatten, und stellte fest, dass 95 Prozent Verwandte und 5 Prozent Freunde waren. Long (2010) führte eine ähnliche Studie mit 91 Personen durch und stellte fest, dass der Prozentsatz sich nicht sehr davon unterschied (81 Prozent Verwandte und 8 Prozent Freunde). Verstorbene Verwandte und Freunde erscheinen oft jünger und sind entsprechend ihres scheinbaren Alters gekleidet. Etwa 50 Prozent der Menschen, die eine Nahtod-Erfahrung machen, begegnen auch hell strahlenden, übernatürlichen Wesen, einer Art Geistführer. Obwohl sie häufig als Engel bezeichnet werden, haben sie nicht das klassische Aussehen, das unserer Vorstellung von Engeln entspricht. Das heißt, sie haben keine Flügel, sondern sehen eher wie Menschen aus. Zuweilen ist ihre Anwesenheit spürbar oder ihre Stimme hörbar. Die Kommunikation mit ihnen, wie auch mit verstorbenen Verwandten und Freunden, erfolgt telepathisch.

In der nächsten Phase der Nahtod-Erfahrung befindet man sich in einem schwarzen, geschlossenen Raum, einer Art Tunnel ohne Ende. Dann erscheint, manchmal in Begleitung eines Geistführers oder beim Hören von Musik, ein Lichtschimmer am Ende des Tunnels, und man bewegt sich mit großer Geschwindigkeit darauf zu.

Dann gelangt man in eine Art Paradies mit wunderschönen Farben, Blumen aller Art in leuchtenden Farben, intensiven Blütendüften, Vögeln und Schmetterlingen und außergewöhnlich schöner Musik. Manche Menschen sehen Städte mit prächtigen Gebäuden. Normalerweise trifft man dort geliebte Menschen, die bereits verstorben sind, und kommuniziert mit ihnen. Sie erscheinen jünger und gesünder. Wenn sie bereits jung gestorben sind, können sie jetzt als junge Erwachsene erscheinen. Von einigen der Personen, denen man begegnet, wusste man gar nicht, dass sie gestorben waren, oder man kannte sie vorher nicht. Interessanterweise ist es oft so, dass der Bericht über solche Begegnungen später die Identität dieser unbekannten Personen aufdeckt, die in der Regel mit der Person verwandt sind, die die Nahtod-Erfahrung gemacht hat.

Danach findet man sich in der Gegenwart eines weißen Lichts von unermesslichem Glanz wieder, das aber nicht blendet, sondern lebendig ist, eine Persönlichkeit hat und eine Intelligenz besitzt, die die Grenzen der menschlichen Vorstellungskraft übersteigt. Es ist ein Licht der totalen und bedingungslosen Liebe, in das der Mensch bald eingetaucht wird. Im Kontakt mit diesem Licht entsteht das Gefühl, zu Hause angekommen und absolut gelöst zu sein.

Man befindet sich in einem Zustand der Ekstase und erlangt ein höheres Verständnis der Dinge. Dazu gehört auch die Erkenntnis, dass wir wie das Licht gemacht sind. Man erlangt ein Wissen, von dem man jedoch vieles wieder vergisst, wenn man zurückkehrt: Warum man auf die Welt gekommen ist; welche Rolle jedes Familienmitglied in unserem Leben spielt; warum man krank geworden ist; warum sich die Menschen so verhalten, wie sie es tun, im Guten wie im Schlechten; wie Kriege und Naturkatastrophen im Lichte eines höheren Plans Zweck, Grund und Bedeutung erhalten; wie alles miteinander zusammenhängt und jede einzelne Handlung auf so vielen Ebenen Konsequenzen hat; wie sich jedes empfindungsfähige Wesen, jede Pflanze und jede Zelle auf ein Endziel hin entwickelt; was der Ursprung des Kosmos ist; wie das Universum funktioniert; wie die verschiedenen Arten von technischen Geräten funktionieren; und dann Mathematik, Physik, Biologie usw. Alles erscheint nun einfach und klar (van Lommel, 2010).

In der Gegenwart des Lichts oder eines Lichtwesens unterzieht der Mensch sein Leben einer Prüfung und gewinnt einen Überblick darüber, in dem jeder Gedanke, jedes Wort und jede Handlung seines Daseins von außen betrachtet und von innen durchlebt wird. Das Licht unterstützt den Menschen bei dieser rückblickenden Betrachtung und ist ihm nahe, wenn die Schuldgefühle für seine schlechten Taten am größten sind.

Den Berichten zufolge findet diese Erfahrung nicht in einer zeitlichen Abfolge von Ereignissen, sondern simultan statt. Es ist, als ob alle Momente des eigenen Lebens in 3D auf eine große Leinwand projiziert würden, als könnte man sie alle auf einmal sehen. Manche sagen, es sei, als sähe man unzählige Blasen im Raum, die jeweils eine Szene aus dem eigenen Leben enthalten. Das bedeutet, dass alles aufgezeichnet wurde und nichts verloren gegangen ist. Die Grenzen, die unserem Bewusstsein durch Zeit und Raum gesetzt sind, existieren nicht mehr, und die Gesamtheit der Existenz, die wir gerade durchlebt haben, wird uns vollkommen zugänglich.

Die Personen können auf Wunsch die Abfolge der Bilder der einzelnen Episoden verlangsamen, um ein tieferes Verständnis für ihre Bedeutung zu erlangen. Oder besser ausgedrückt, man kann seinen Blick auf den einen oder anderen Teil eines Panoramas richten, das aus den Gedanken, Worten, Gefühlen und Handlungen besteht, die stattgefunden haben. Umgekehrt ist es auch möglich, die Entscheidung zu treffen, die weniger bedeutsamen Momente der eigenen Lebensgeschichte zu übergehen.

Ein wichtiger Aspekt ist auch, dass man bei der Betrachtung und Prüfung des eigenen Lebens abwechselnd oder gleichzeitig sowohl Beobachter als auch Beobachteter ist, d. h. bestimmte Momente der eigenen Existenz noch einmal durchlebt. Und nicht nur das: Man versteht jetzt die wahren Gründe für die getroffenen Entscheidungen, ohne die Möglichkeit der Selbsttäuschung, und wird sich gleichzeitig bewusst, dass jeder Gedanke, jedes Wort und jede Handlung sowohl einen selbst als auch andere beeinflusst hat. Das Wissen um die Auswirkungen der eigenen Entscheidungen auf die anderen betrifft sowohl Entscheidungen, die von Liebe geleitet waren, als auch solche, die von Egoismus, Gleichgültigkeit oder Grausamkeit geprägt waren. Genauer gesagt, beobachtet man das Verhalten, das bei anderen hervorgerufen wurde, spürt die Gefühle und Empfindungen, die in ihnen geweckt wurden, und hört die Gedanken, die sie aufgrund unseres Verhaltens hatten. Zu diesen anderen gehören nicht nur Menschen, die direkt mit uns in Kontakt gekommen sind, sondern auch alle, die wir zwar nicht kennen, die aber dennoch von unseren Entscheidungen beeinflusst wurden. Wir lernen alles Böse und alles Gute kennen, das wir bewirkt haben.

Gibt es eine vollkommenere Gerechtigkeit? Und gibt es eine perfektere Form des persönlichen Wachstums? Im Folgenden möchten wir einen Abschnitt aus dem Newsletter der IANDS-Gruppe (International Association on Near Death Studies) in Seattle zitieren, der dem neuesten Buch von Kenneth Ring (1998) entnommen wurde: »Eine Vielzahl von Handlungen oder Gedanken aus Egoismus, Wut, Gemeinheit und mangelnder Güte ließen mich das daraus entstandene Leid anderer Menschen spüren. Ich fühlte all dies, obwohl ich zu dem Zeitpunkt, als ich die anderen verletzte, gar nicht wissen wollte, wie sehr mein Verhalten sie verletzen würde. Ich fühlte ihren Schmerz so lange, wie sie unter meinen Handlungen gelitten hatten. Und da ich mich in einer anderen Dimension befand, in der Zeit nicht gemessen werden kann, denn wie wir wissen, existiert Zeit nur auf der Erde, war es möglich, all dies zu wissen und es gleichzeitig im selben Augenblick zu erleben, dank der Fähigkeit, alle Informationen gleichzeitig zu erfassen!« Manche sehen auch Bilder aus ihren früheren Leben oder ihrer eigenen Zukunft.

Das Licht liest die Gedanken des Menschen und steht in Kommunikation mit ihm. Die Frage, die man vom Licht gestellt bekommt, nicht in einem inquisitorischen, verurteilenden Ton, sondern mit dem Ziel, den Sinn des gelebten Lebens zu ergründen, lautet: »Was hast du aus deinem Leben gemacht?« Bei dieser Frage geht es nicht so sehr darum, was ich hätte tun sollen, sondern was ich hätte tun können. Jeder wird mit Verantwortung konfrontiert. Es gibt kein letztes Gericht. Das Lichtwesen urteilt nicht, sondern es ist der Mensch selbst, der das Urteil fällt, absolut unparteiisch, ohne Vorwände, Entschuldigungen und Rechtfertigungen. Auf der anderen Seite liefert das Wissen, wie sich die Lebensereignisse seit der Kindheit auf einen Menschen ausgewirkt haben können, auch historische Milderungsgründe für die von ihm getroffenen Fehlentscheidungen. Zwar kehren die Menschen von einer solchen Erfahrung mit einem größeren Bewusstsein für ihre Fehler zurück, doch die Erfahrung der bedingungslosen Liebe des Lichts lässt sie mehr Selbstakzeptanz, Selbstwertgefühl und Selbstvertrauen entwickeln.

Nachdem die Person ihr Leben noch einmal durchlebt und verstanden hat, nimmt sie eine Grenze wahr, die durch ein Tor, ein Tal, einen Fluss oder etwas anderes verkörpert wird, das sich als Symbol für die Schwelle in eine andere Dimension eignet. Die Person ist sich bewusst, dass das Überschreiten der Grenze unumkehrbar und somit eine Rückkehr in den eigenen Körper und das gegenwärtige irdische Leben nicht mehr möglich wäre. Das Lichtwesen oder ein verstorbener geliebter Mensch teilt ihr mit, dass ihre Zeit noch nicht gekommen und sie in ihr eigenes Leben zurückzukehren muss, um ihre Aufgabe zu erfüllen, z. B. jemanden zu pflegen. In anderen Fällen wird die Entscheidung, die auf der Vorstellung beruht, dass die Lebensaufgabe noch nicht erfüllt ist (siehe auch Fenwick, 1995), von der Person selbst getroffen und nicht vom Gesprächspartner vorgegeben. Für alle ist die Rückkehr jedoch ein Opfer: sowohl für die Eltern, die dies zum Wohle ihrer Kinder tun, als auch für die Kinder, die sich umgekehrt zum Wohle ihrer Eltern entscheiden.

Die Rückkehr in den eigenen Körper erfolgt in der Regel recht abrupt und ist im Allgemeinen eine eher unangenehme Erfahrung. Manche Menschen reagieren mit großem Unmut auf diesen Ausgang der Erfahrung.

Trotz einer gewissen Schwierigkeit, ihre Erfahrung in Worte zu fassen, weil unsere Sprache von Natur aus dafür unzureichend zu sein scheint, und trotz einer gewissen Unbeschreiblichkeit derselben, berichten die Rückkehrer, dass sie nichts mit Fantasievorstellungen oder Träumen zu tun hatte. Ganz im Gegenteil behaupten sie, dass sie realer war als übliche Erfahrungen. Untersuchungen des Kinderarztes Melvin Morse (1992; 1994) und der Psychiater Glen O. Gabbard und Stuart W. Twemlow (1984) haben gezeigt, dass Kinder, auch sehr kleine, die gleichen Beschreibungen der von Ärzten durchgeführten Eingriffe und die gleiche Art von transzendenten Erfahrungen beschreiben wie Erwachsene. Dies bestätigt, dass das allgemeine Muster dieser Erfahrungen nicht das Ergebnis kultureller Einflüsse ist. Belegt wird das auch durch das Auftreten dieser Erfahrungen bei Angehörigen verschiedener Religionen sowie bei Agnostikern und Atheisten. Wäre die Nahtod-Erfahrung eine rein subjektive, d. h. halluzinatorische Erfahrung, dann wäre sie viel stärker von der Kultur der Person beeinflusst. Stattdessen hat der religiöse Glaube uns nicht gelehrt, dass Gott am Ende eines Tunnels zu finden sei, und das Lichtwesen wird nur sehr selten als der Gott der eigenen Religion anerkannt. Auch Bilder von Jesus und Maria sind sehr selten (Fenwick, 1995). In der Tat revidieren viele Rückkehrer ihre religiösen Überzeugungen in gewisser Weise und in gewissem Umfang.

Auswirkungen von Nahtod-Erfahrungen auf den weiteren Lebensverlauf

Kenneth Ring (1998) fasst die Erkenntnisse der Menschen, die an der Schwelle zum Tod standen und ins Leben zurückgekehrt sind, wie folgt zusammen:

1. Vor dem Tod muss man keine Angst haben.
2. Sterben ist eine schöne und friedliche Erfahrung.
3. Das Leben beginnt nicht mit der Geburt und endet nicht mit dem Tod.
4. Das Leben ist kostbar und sollte in vollen Zügen genossen werden.

5. Der Körper und seine Sinne sind ein kostbares Geschenk, das es zu schätzen gilt.
6. Die wichtigsten Dinge sind Liebe und Wissen.
7. Das Streben nach Prestige und materiellen Dingen im Leben bedeutet, seinen wesentlichen Sinn aus dem Auge zu verlieren.
8. Alles geschieht aus einem bestimmten Grund.
9. Es gibt eine persönliche Lebensaufgabe, die bereits bei der Geburt festgelegt ist.
10. Jeder Mensch hat eine Mission, die anerkannt und wertgeschätzt werden muss.
11. Es kommt darauf an, im Moment zu leben.
12. Die Dinge sollten für das geschätzt werden, was sie sind, nicht für das, was sie uns geben können.
13. Es ist wichtig, sich nicht von den Urteilen und Erwartungen anderer beherrschen zu lassen.
14. Wir sind nicht unser Körper.
15. Die Erde muss wertgeschätzt und bewahrt werden.
16. Die Schwierigkeiten des Lebens sind Prüfungen, die es zu bestehen gilt.

Die Studie von Jeffrey Long (2010) kommt zu ähnlichen Ergebnissen. Die Nachwirkungen, wie er sie nennt, sind der höhere Wert der Liebe in den Beziehungen zu anderen, eine ausgeprägtere Fähigkeit zur Selbstakzeptanz, die Entwicklung paranormaler Fähigkeiten (etwa 45 Prozent der von Long befragten Personen berichten von dieser Veränderung), weniger Furcht vor dem Tod, ein stärkerer Glaube an ein Leben nach dem Tod und weniger Angst vor dem Leben.

Pim van Lommel (2001) hat eine Langzeitstudie über die durch eine NTE hervorgerufenen Veränderungsprozesse durchgeführt. In seiner Untersuchung wurden 37 Patienten, die nach einem Herzstillstand eine NTE erlebt hatten, zwei Jahre und dann noch mal acht

Jahre nach der Herz-Lungen-Wiederbelebung (Reanimation) befragt. Ihre Antworten wurden mit denen einer Kontrollgruppe von 39 Patienten verglichen, die nach einem Herzstillstand wiederbelebt worden waren, aber keine Nahtod-Erfahrungen erlebt hatten. Sie alle beantworteten 34 Fragen in einer 5-Punkte-Skala (»Lebensveränderungsskala« nach Kenneth Ring), um anzugeben, ob und in welchem Maße sie sich verändert hatten.

Als wichtigster Faktor hat sich die Akzeptanz und Integration der Nahtod-Erfahrung herausgestellt, die mit der Unterstützung durch Familie und Freunde sowie mit der Reaktion des medizinischen Personals zusammenhängt. Entscheidend sind dabei insbesondere die ersten Monate und Jahre nach der Nahtod-Erfahrung. Der Integrationsprozess erfolgt weder sofort noch ist er einfach. Nach Ansicht von van Lommel dauert dieser Prozess mindestens sieben Jahre, da er sowohl auf innere als auch auf äußere Widerstände stößt. Auch Atwater (2007) kommt bei ihren Studien zu dem Schluss, dass mindestens sieben Jahre nötig sind, um eine Nahtod-Erfahrung zu verarbeiten und zu integrieren. Van Lommel fand heraus, dass in den ersten Jahren nach einer Nahtod-Erfahrung insbesondere Gefühle von Depression, Sehnsucht und Einsamkeit auftreten. Die positiven Aspekte der Nachwirkungen der Nahtod-Erfahrung kommen zum Vorschein, wenn es der Person gelingt, sie zu akzeptieren und zu integrieren. Das geschieht vor allem dann, wenn sie in der Lage ist, ihre Erfahrung mit anderen zu teilen, was aufgrund der häufig negativen oder skeptischen Reaktionen der Gesprächspartner alles andere als selbstverständlich ist.

Wie verändern sich laut der Studie von van Lommel Menschen, die eine NTE erlebt haben? Nach zwei Jahren ergab sich für die Menschen, die eine NTE erlebt hatten (im Vergleich zur Kontrollgruppe), eine statistisch signifikante Zunahme der Wertschätzung für die einfachen Dinge des Lebens und einen ausgeprägteren Sinn für soziale Gerechtigkeit.

Nach acht Jahren war die Liste der Unterschiede noch deutlicher. So wiesen diejenigen, die eine Nahtod-Erfahrung erlebt hatten, signifikant höhere Werte bei folgenden Veränderungen ihrer Lebenseinstellung auf: Äußerung der eigenen Gefühle, Akzeptanz anderer, Mitgefühl mit anderen, Empathie, Verbundenheit mit der Familie, Interesse am Sinn des Lebens, Wertschätzung der einfachen Dinge des Lebens, Sinn für soziale Gerechtigkeit, Überzeugung, dass es ein Leben nach dem Tod gibt. Und was das Interesse für spirituelle Fragen betrifft, so zeigte sich nicht nur ein signifikanter Unterschied im Vergleich zur Kontrollgruppe, sondern auch eine Veränderung mit umgekehrtem Vorzeichen: Zunahme in der Gruppe mit NTE und Abnahme in der Gruppe ohne NTE. Auch was die Veränderungen in Bezug auf die Angst vor dem Tod und die Angst vor dem Sterben, d. h. dem Prozess, der zum Tod führt, betrifft, wurden signifikant niedrigere Werte festgestellt. Bei drei Aspekten der Veränderung der Lebenseinstellung zeigte sich, wie auch beim Interesse an spirituellen Fragen, im Vergleich zur Kontrollgruppe nicht nur ein statistisch signifikanter Unterschied, sondern auch eine gegenläufige Tendenz. Während in der Gruppe der Überlebenden eines Herzstillstands, die keine Erinnerung an eine Nahtod-Erfahrung hatten, die Meinung anderer, ein höherer Lebensstandard und der Besuch einer Kirche in ihrem Leben an Bedeutung gewannen, nahmen diese Dinge bei den Personen, die eine Nahtod-Erfahrung erlebt hatten, an Bedeutung ab.

In jüngerer Zeit hat van Lommel (2010) in einer Zusammenfassung seiner eigenen und anderer Forschungsergebnisse eine Reihe von Veränderungen aufgezählt, die sich nach einer Nahtod-Erfahrung ergeben. Allerdings treten diese häufig nur im Zuge einer jahrelangen persönlichen Transformation auf und nicht alle zwangsläufig bei denselben Personen. Es handelt sich um folgende Veränderungen: geringere Abhängigkeit von der Wertschätzung anderer; bessere Fähigkeit, mit Stresssituationen umzugehen; größere Abenteuerlust; ausgeprägtere Fähigkeit, sich autonom und objektiv eine eigene Meinung zu bilden; besonderes Interesse an theologischen Fragen, Philosophie und Wissenschaft mit Schwerpunkt Quantenphysik; ausgeprägtere Neigung zu Toleranz und Vergebung; größere Neigung, Zeit mit Familie, Freunden und Verwandten zu verbringen; größere Sensibilität für andere; höhere Bereitschaft, sich um andere zu kümmern; ausgeprägterer Gerechtigkeitssinn; größere Fähigkeit, die kleinen Dinge des Lebens zu schätzen und dem Hier und Jetzt mehr Aufmerksamkeit zu schenken; ausgeprägtere Fähigkeit, die Natur zu schätzen; eine neue oder stärkere Vorliebe für klassische Musik; geringere Bedeutung von sozialem Status, Geld und Wettbewerb; weniger oder keine Angst vor dem Tod und die Bestätigung oder Verstärkung des Glaubens, dass es ein Leben nach dem Tod gibt; geringere Identifikation mit dem eigenen Körper; Abnahme des Religionszugehörigkeitsgefühls und gleichzeitige Zunahme religiöser Gefühle; Auftreten paranormaler Fähigkeiten (z. B. Hellsehen, Präkognition, Telepathie, AKE, Heilungsfähigkeiten) sowie die Zunahme einer ausgeprägten intuitiven Sensibilität für die Gefühle anderer.

Neben der manchmal auffälligen Steigerung der PSI-Kräfte scheint eine mögliche Nachwirkung von Nahtod-Erfahrungen bisweilen, wie gerade erwähnt, in der Fähigkeit zum Heilen zu bestehen. Der Psychiater Kenneth Ring (1992) und die Soziologin Cherie Sutherland (1992) haben diesen Aspekt des Auftretens von außergewöhnlichen Fähigkeiten untersucht. Alle Leser und Leserinnen, die dieses Thema weiter vertiefen möchten, verweise ich auf ihre Arbeiten.

Menschen, die eine Nahtod-Erfahrung gemacht haben, können jedoch auch psychische Probleme bekommen. Diese ergeben sich zum einen aus den negativen Reaktionen anderer auf ihre Versuche, ihre Erfahrung mitzuteilen, und zum anderen aus der Veränderung der Werte, Ziele, Überzeugungen und Erwartungen, die die Erfahrung selbst bei ihnen ausgelöst hat. Dies führt sowohl zu einem Gefühl der

Entfremdung von der Welt um sie herum als auch zu einer Distanzierung von Personen, die ihnen bisher am nächsten standen, wie z. B. Ehepartner. Die Faktoren, die sich am stärksten auf die Lebensqualität auswirken, sind das häufige Gefühl eines Mangels an bedingungsloser Liebe in unseren menschlichen Beziehungen, die erhöhte intuitive Sensibilität für die Gefühlszustände anderer und die Unmöglichkeit, die eigene Erfahrung anderen mitzuteilen (van Lommel, 2010). Daher kann die Person sich einsam fühlen und eine Depression entwickeln. In zwei Studien mit Kindern, die eine Nahtod-Erfahrung gemacht hatten, wurden ihre Auswirkungen auf sie untersucht (Morse, 1990; Atwater, 2003). Es handelte sich um Kinder, die aufgrund einer Kopfverletzung ins Koma gefallen oder aufgrund eines Asthmaanfalls erstickt waren, infolge schwerer Herzrhythmusstörungen einen Herzstillstand oder andere lebensbedrohliche Krankheiten durchgemacht hatten. Als Kinder akzeptieren sie die Erkenntnisse aus ihrer Nahtod-Erfahrung, ohne sich darüber im Klaren zu sein, dass diese für andere Kinder und Erwachsene möglicherweise nicht nachvollziehbar sind. Außerdem neigen Eltern und Lehrer nicht selten dazu, diese Kinder als schwierig einzuschätzen, weil sie trotz des Drucks seitens der Erwachsenen unabhängiger entscheiden, welche Werte ihnen wichtig sind. Sie verfügen über eine Empathiefähigkeit, die bei anderen Kindern normalerweise nicht vorhanden ist. Und sie sind in der Lage, über die Aussagen anderer hinaus zu verstehen, warum Dinge auf eine bestimmte Weise gesagt werden. Sie empfinden ein Verlustgefühl, eine diffuse Sehnsucht, die sie nicht benennen können und die mit der Schönheit und dem Frieden zusammenhängt, welche sie während ihrer NTE erlebt haben. Sie sind reifer, als man es in ihrem Alter erwarten würde. Sie neigen oft dazu, sich von Gleichaltrigen zurückzuziehen. Hingegen sieht man sie manchmal mit unsichtbaren Wesen sprechen, die sie Engel oder Freunde nennen. Leider können ihre Schwierigkeiten im Teenageralter, sich vollständig in die Gesellschaft zu integrieren und von Erwachsenen verstanden zu werden, dazu führen, dass sie anfälliger für Depressionen sowie Alkohol- oder Drogenkonsum werden. An der Universität wählen sie eher Fächer wie Philosophie, Theologie oder Physik, um ihr Wissen zu vertiefen, oder Ausbildungen im medizinischen oder sozialen Bereich (z. B. zum Arzt, zur Krankenschwester oder zum Sozialarbeiter), um anderen helfen zu können. Wieder andere widmen sich der Malerei oder der Musik (schon als Kinder können sie hohe, schrille Töne nicht ertragen und wenden sich der klassischen Musik zu), um das Lebensgefühl, das sie in sich tragen, über Worte hinaus auszudrücken.

Die ewige Debatte: Halluzinationen oder außersinnliche Wahrnehmungen?

Ein prinzipieller Einwand gegenüber allen, die sich mit Nahtod-Erfahrungen beschäftigen, lautet, diese seien ja nicht zweifelsfrei bewiesen. Allenfalls hätten wir Beweise, die noch vorläufig und nicht endgültig seien.

Aber wir können keine absoluten und endgültigen Beweise zu diesen Themen, wie zu jedem anderen Thema fordern, weil unsere wissenschaftlichen Erkenntnisse, wie jeder erkenntnistheoretisch bewusste Wissenschaftler weiß, immer unsicher sind, auf dem »Trial-and-Error-Prinzip« beruhen und durch kritische Diskussion weiter vertieft werden.

Wenn uns andererseits gesichertes Wissen nicht zur Verfügung steht, insbesondere nicht in der Wissenschaft, kann es trotzdem einen sehr hohen Grad an wissenschaftlicher Überzeugung geben; denn obwohl man nie 100 Prozent gerechtfertigte Überzeugungen haben kann, kann man dennoch berechtigterweise an eine bestimmte Behauptung glauben, wenn sie sich im Moment als die beste Erklärung der Fakten erweist (Musgrave, 1993).

Dass die wissenschaftlichen Erkenntnisse unsicher sind, zeigt sich daran, dass sie alle einem Wandel unterliegen, der langsam oder schnell erfolgen kann, aber nicht nur aus einem kumulativen Wachstum besteht. Wir können auch ihre mehr oder weniger ausgeprägte, manchmal sogar revolutionäre Transformation beobachten. Um ein Beispiel zu nennen: Die Newtonschen Gesetze, die Keplers Gesetze über die Bewegung der Planeten, Galileis Fallgesetz und die Gezeiten erklärt hatten, ganz zu schweigen von ihrer Fähigkeit, verschiedene Himmelsphänomene vorherzusagen, angefangen mit der regelmäßigen Wiederkehr des Halleyschen Kometen, sind heute durch die Beobachtungen, die dank der Relativitätstheorie gemacht wurden, widerlegt. Und hatte nicht Galilei seinerseits durch seine Beobachtungen mit dem Fernrohr das ptolemäische Modell des Universums, das mehr als tausend Jahre lang vorherrschend war, empirisch widerlegt und gleichzeitig das neue und revolutionäre kopernikanische Weltbild untermauert?

Allerdings sollten die Aussagen von Personen, die selbst eine Nahtod-Erfahrung gemacht haben und die an deren Objektivität glauben, nicht mit dem Grad der Überzeugung verwechselt werden, der durch eine wissenschaftliche Untersuchung des Phänomens und eine kritische Diskussion darüber erreicht werden kann.

Die Wissenschaft ist von Natur aus eine öffentliche Domäne. Selbst wenn eine Entdeckung noch nicht von der wissenschaftlichen Gemeinschaft anerkannt worden ist, so ist sie doch bereits als öffentlicher Diskurs strukturiert, der auf allgemein anerkannten Regeln beruht. Dies war zum Beispiel bei Mendels Entdeckungen der Fall, die jahrzehntelang unbeachtet blieben, bis jemand den von ihm veröffentlichten Artikel wieder ausgrub. Die Mendelschen Behauptungen waren bereits für eine empirische Überprüfung und einen argumentativen Vergleich ausgelegt. Die Untersuchung von Nahtod-Erfahrungen umfasst einen öffentlichen Bereich, nämlich den der Wissenschaft, und einen privaten Bereich, in dem sie sich abspielt. Diese Duplizität der Bereiche ist nicht nur Teil dieser Untersuchung. Viele psychologische Untersuchungen führen zur öffentlichen Dimension der Wissenschaft über die private Dimension des menschlichen Erlebens der untersuchten Personen, d. h. über ihre Seele.

Bei der Untersuchung von Nahtod-Erfahrungen werden viele Aspekte berücksichtigt: die Vereinbarkeit dieser Erfahrungen mit dem, was über Halluzinationen bekannt ist, die innere Kohärenz der einzelnen Berichte, die Kohärenz zwischen den Berichten verschiedener Personen, die Kohärenz zwischen der Beschreibung der Ereignisse, die während der Reanimation stattgefunden haben, und dem, was tatsächlich geschehen ist, die Überprüfung des Vorhandenseins bzw. Nichtvorhandenseins von elektrischer Gehirnaktivität während einer Nahtod-Erfahrung usw.

Menschen, die persönlich eine Nahtod-Erfahrung erlebt haben, sagen oft, dass sie nicht nur an das glauben, was sie wahrgenommen haben, sondern dass sie es wissen. Anders ausgedrückt ist bei ihnen ein extrem hoher Grad an Überzeugung festzustellen, der an Gewissheit zu grenzen scheint. Das überrascht nicht. Stellen wir uns vor, Seefahrer wären lange vor Christoph Kolumbus nach Amerika gelangt, und zwar gegen ihren Willen, aufgrund eines Ereignisses, durch das die normale Route ihres Schiffes verändert wurde. Stellen wir uns weiter vor, es wäre ihnen gelungen, nach Europa zurückzukehren, und sie hätten bei ihrer Rückkehr aus dieser neuen Welt erzählt, die sie westlich des Ozeans entdeckt hatten. Wahrscheinlich hätte man ihre Erzählung für ein Produkt von Illusionen und Halluzinationen gehalten. Der Glaube an die neue Welt wäre nicht als objektiv und allgemein gültig angesehen worden. Nichtsdestotrotz wäre er für sie selbst legitim, stark und tief verwurzelt gewesen. Glücklicherweise hätte es jedoch unter all jenen, die diese neue Welt nicht gesehen hatten, trotz allgemeiner »Skepsis« (oder wohl eher »Dogmatismus«) jemanden geben können, der bereit gewesen wäre, eine wissenschaftliche Untersuchung einzuleiten, um empirisch festzustellen, ob das seltsame und unbekannte Land, von dem die Seefahrer berichtet hatten, tatsächlich existiert oder nicht. Der wissenschaftliche Diskurs hätte sich auch auf einer theoretischen Ebene fortsetzen können, indem man zum Beispiel rational argumentiert hätte (wie Hipparchos im 2. Jahrhundert v. Chr.), dass es einen Kontinent geben müsse, der den Ozean westlich von Gibraltar von dem östlich von Asien trennt, weil sich sonst die Gezeiten des Atlantiks nicht von denen des Indischen Ozeans unterscheiden würden.

Es gibt also zwei Formen von Wissen: persönliches und wissenschaftliches. Sie können sich unterschiedlich schnell entwickeln und können unterschiedlich stark ausgeprägt sein. Keine der beiden Formen des Wissens ist der anderen unterlegen. Beide müssen sich gegenseitig respektieren.

Nahtod-Erfahrungen werden von der vorherrschenden materialistischen Kultur vorschnell als halluzinatorische Phänomene gedeutet. Es wurden verschiedene Hypothesen aufgestellt, um Nahtod-Erfahrungen auf etwas Biologisches oder Psychologisches zu reduzieren. Zu den am häufigsten angeführten chemischen Faktoren gehört die zerebrale Anoxie, d. h. der Sauerstoffmangel im Gehirn in Situationen, die eine Herz-Lungen-Reanimation erforderlich machen. Wenn aber die Anoxie eine zentrale Rolle bei der Entstehung von NTE spielen würde, dann würden die meisten Patienten mit Herzstillstand von einer NTE berichten. Außerdem ist zu bedenken, dass die Schilderung des Tunnelerlebnisses (die von den Befürwortern der Anoxie-Theorie als visueller Ausdruck des chemischen Zustands angesehen wird, auf den sie sich berufen) in vielen NTE fehlt. Außerdem weist Parnia (2008) darauf hin, dass Patienten bei einem starken Absinken des Sauerstoffs im Organismus in einen akuten Verwirrtheitszustand fallen, in dem sie sehr unruhig sind und sich an nichts mehr erinnern können. Zu dieser Überlegung kommt noch eine weitere hinzu: Wäre die Anoxie-Hypothese zutreffend, würde sich das Tunnelbild progressiv mit dem Absinken des Sauerstoffgehalts im Blut entwickeln, was jedoch nicht der klinischen Erfahrung entspricht. Interessanterweise werden Flugzeugpiloten in der Ausbildung wiederholt einer akuten Anoxie durch Simulatoren ausgesetzt, sodass sie lernen, so schnell wie möglich ihre Sauerstoffmaske aufzusetzen, wie sie es im Falle des Auftretens eines Sauerstoffmangels während eines Fluges tun müssten. Wie Fenwick (1995) hervorhebt, haben sie jedoch keine NTE, sondern werden verwirrt und verlieren die Fähigkeit zum rationalen Abwägen von Entscheidungen, die sie beim Fliegen treffen müssen.

Auf der Suche nach einer materialistischen Erklärung für NTE wurde auch die Hypothese des Überschusses an Kohlendioxid herangezogen. Tatsache ist jedoch, dass die Mehrheit der Patienten mit hohen Kohlendioxidkonzentrationen keine NTE haben.

Eine andere Hypothese geht von einer Blockade der NMDA-Rezeptoren (postsynaptische Glutaminsäurerezeptoren) aus, wie sie durch Ketamin bewirkt wird, aber Ketamin-Halluzinationen sind im Allgemeinen angsterregend und bizarr, und außerdem wurde diese Substanz nie im menschlichen Körper nachgewiesen.

Auch ein Anstieg der Endorphine darf in dieser Liste der möglichen Ursachen nicht fehlen. Allerdings verträgt sich diese Erklärung nicht mit der Tatsache, dass die von den Endorphinen hervorgerufene Wirkung im Gegensatz zu den Nahtod-Erfahrungen viele Stunden anhält.

Eine weitere Substanz, die ins Spiel gebracht wird, ist Dimethyltryptamin (DMT), aber auch hier ist die Wirkung lang anhaltend und endet nicht abrupt wie bei den NTE. Außerdem können NTE auch ohne Stress auftreten, der als notwendiges Element für die körpereigene Produktion von DMT gilt.

Auch eine Rolle der Schläfenlappen wurde vermutet, aber die Auswirkungen ihrer elektrischen oder magnetischen Stimulation sind schwach, weit entfernt von der Phänomenologie der NTE oder im Rahmen von Doppelblindstudien nicht reproduzierbar.

Als Ursache für Nahtod-Erfahrungen wurden auch Schlafstörungen genannt, aber bei den meisten, die eine NTE erlebt hatten, waren keine Schlafstörungen aufgetreten.

Schließlich wurden auch psychologische Faktoren angeführt, vor allem die Todesangst. Im Folgenden werden wir sehen, wie die Untersuchung von van Lommel (2001) sowohl die psychologische Hypothese der Todesangst als auch ganz allgemein die halluzinatorische Theorie der Nahtod-Erfahrungen radikal widerlegt und stattdessen das bestätigt, was wir als die realistische Theorie der Nahtod-Erfahrungen bezeichnen können. Es sei daran erinnert, dass die oben erwähnte Untersuchung bei 344 Überlebenden eines Herzstillstands durchgeführt wurde. Nach dem Herzstillstand waren alle Patienten einige Zeit klinisch tot und befanden sich aufgrund einer unzureichenden Blutversorgung des Gehirns in einem Zustand der Bewusstlosigkeit. 82 Prozent der untersuchten Patienten hatten keine Erinnerungen an die Zeit ihrer Bewusstlosigkeit, während 18 Prozent angaben, eine NTE erlebt zu haben. Die Hypothese, dass eine NTE auf Todesangst zurückzuführen sei, wurde durch diese Untersuchung widerlegt, denn mit Ausnahme eines kleinen Prozentsatzes an Patienten gab die überwiegende Mehrheit an, die Dynamik des Herzstillstands sei so schnell gewesen, dass sie gar nicht in der Lage gewesen seien zu realisieren, was geschah (bei einem Herzstillstand verliert man schon nach wenigen Sekunden das Bewusstsein).

Auch die verschiedenen biologischen Hypothesen über den möglichen halluzinatorischen Charakter von NTE sind durch die Forschung widerlegt worden. So wurde nachgewiesen (Clute und Levy, 1990), dass bereits zehn bis zwanzig Sekunden nach dem Herzstillstand keine elektrische Hirnaktivität sowohl in der Großhirnrinde als auch in den tieferen Strukturen des Gehirns mehr vorhanden ist.[2] Die Ursache dafür ist die Unterbrechung der Blutzufuhr zum Gehirn. Wenn der Herzschlag nach einer Unterbrechung von mehr als 37 Sekunden wieder einsetzt, zeigt das EEG eine Rückkehr der Hirnaktivität erst nach mehreren Minuten bis Stunden, auch wenn der Blutfluss in der mittleren Hirnarterie, die der beste Indikator für die Blutversorgung des Gehirns ist, nach der Defibrillation innerhalb von ein bis fünf Sekunden wieder einsetzt.

Man könnte sich auch vorstellen, die NTE seien Halluzinationen, die, da sie nicht während der völligen Abwesenheit von Hirnaktivität auftreten können, dennoch in den Sekunden vor oder nach dem Einsetzen der elektrozerebralen Inaktivität entstehen. Klar widerlegt wird diese Hypothese jedoch durch die von den Patienten geschilderten außerkörperlichen Erfahrungen (AKE). Wenn eine Person während einer Nahtod-Erfahrung eine AKE hat, beschreibt sie andere Personen, Handlungen und Gegenstände, die, wie von den an der Wiederbelebung beteiligten medizinischen Fachkräften bestätigt wurde, im Detail das wiedergeben, was genau in der Zeit der völligen Abwesenheit ihrer Hirnaktivität geschah, d. h. in der Phase, die für sie eine vollständige Bewusstlosigkeit hätte sein müssen.

Seit 2008 (Parnia, 2013) wird eine multizentrische Studie namens AWARE – *AWAreness during REsuscitation* – in 25 verschiedenen Krankenhäusern in Großbritannien und den USA durchgeführt. Neben dem Ziel, die Qualität der Reanimation zu verbessern, um mehr Leben zu retten und Hirnschäden zu vermeiden, soll dabei auch untersucht werden, was mit dem menschlichen Geist und seinem Bewusstsein während des Todeszustands geschieht, d. h. nachdem das Herz aufgehört hat zu schlagen und das EEG eine flache Linie anzeigt. Da

---

2 Der Wegfall der Hirnstammaktivität wurde auch durch erweiterte Pupillen, den Verlust des Hornhautreflexes und den Verlust des Rachenstimulationsreflexes nachgewiesen.

die einzige Zeit, in der eine Person während einer NTE Dinge erleben kann, die von anderen Beobachtern direkt kontrolliert werden können, die Zeit der AKE ist, ließen die Forscher 1000 Regale an den Wänden hinter dem Kopfteil der Betten in einer Höhe von etwa zwei Metern über dem Boden anbringen. Über jedem dieser Regale wurde dann ein Bild befestigt, das nur von Personen gesehen werden konnte, die sich über dieser Höhe befanden. Die Studie erwies sich jedoch als viel langwieriger als erwartet. Um das Studienziel zu erreichen, Berichte über Nahtod-Erfahrungen von mindestens 150 Überlebenden eines Herzstillstands zu bekommen, war es notwendig, mit 10.000 Patienten mit Herzstillstand zu beginnen.

Das war deshalb notwendig, weil in der Regel nur 15–18 Prozent der Betroffenen, d.h. 1500 bis 1800, den Herzstillstand überleben, und von diesen nur 10 Prozent, d. h. 150 bis 180, eine Erinnerung an eine NTE haben. Dabei ist zu beachten, dass nur 20 Prozent dieser 10 Prozent, d. h. 2 Prozent der Gesamtzahl, von einer AKE berichten. Das heißt also, wir sprechen von 30 bis 36 Personen der ursprünglichen Gesamtzahl von 10.000.

Eine weitere, nicht unerhebliche Schwierigkeit bei der Erfassung einer ausreichenden Zahl von Patienten, die über eine AKE berichteten, bestand darin, dass es nicht möglich war, in jedem Krankenbettzimmer ein Regal anzubringen. Wie bereits erwähnt, wurden 1000 Regale montiert, die zwar dort platziert wurden, wo die Wahrscheinlichkeit einer Herz-Lungen-Wiederbelebung (HLW) am größten ist, d. h. in Notaufnahmen und Intensivstationen der Kardiologie, aber nur 10 Prozent der Gesamtbettenzahl abdecken, während Herzstillstände natürlich auch in den übrigen 90 Prozent auftreten können. Bis September 2012 gab es insgesamt 4000 Herzstillstände. Von den betroffenen Patienten wurden 32 Prozent durch das medizinische Personal erfolgreich reanimiert, aber nur 50 Prozent dieser 32 Prozent, d. h. 16 Prozent der Gesamtzahl, überlebten die Phase nach der Reanimation, die zum sogenannten Reperfusionssyndrom führt.

Ein weiteres Hindernis bei der Datenerfassung führte zu einer weiteren Verringerung des Prozentsatzes der verfügbaren Fälle: Das medizinische Personal hatte nicht alle Patienten, die einen Herzstillstand überlebt hatten, vor der Entlassung aus dem Krankenhaus befragt. Dadurch verringerte sich der Prozentsatz der Personen, die von einer NTE berichteten, auf 5 Prozent und damit auch der Prozentsatz der Menschen mit einer AKE auf die Hälfte.

Die zahlreichen Einschränkungen, die diese Studie konditioniert haben, führten dazu, dass bis September 2012 nur zwei AKE aufgezeichnet werden konnten, und beide in Räumen, in denen keine Regale angebracht worden waren. Die Forscher arbeiten jedoch weiter und sind zuversichtlich, dass sie mit der Zeit und den ihnen zur Verfügung stehenden Mitteln endlich in der Lage sein werden, ihre Hypothese zu verifizieren. Bis dahin können wir jedoch sagen, dass die Ereignisse der Herz-Lungen-Wiederbelebung, von denen die beiden Personen, die eine AKE gemacht hatten, berichteten, vom medizinischen Personal unabhängig voneinander dokumentiert und im Detail bestätigt wurden.

Erfolgreicher war da schon eine Studie, die in Kanada im Hôpital du Sacré-Cœur durchgeführt wurde, das an die Universität Montreal angeschlossen ist (Beauregard et al., 2012). Die Forscher wollten in diesem Fall prüfen, ob bei Patienten, bei denen ein hypothermischer Kreislaufstillstand (DHCA) herbeigeführt wird, eine bewusste geistige Aktivität vorhanden ist. Bei diesem Verfahren wird die Temperatur von 37 °C auf 18 °C abgesenkt, eine Temperatur, bei der die Stoffwechselaktivität der Körperzellen so gering ist, dass sie durch den fehlenden Blutfluss und folglich den fehlenden Sauerstoff nicht geschädigt werden. Dieses Verfahren wird bei Patienten angewandt, die eine Aortenrekonstruktion benötigen und nicht an eine Herz-Lungen-Maschine angeschlossen werden können. In dem soeben beschriebenen Zustand hört das Gehirn auf zu arbeiten und kann daher keine geistigen Aktivitäten aufrechterhalten. Von 33 Patienten berichteten drei über bewusste geistige Aktivitäten und eine Frau über eine außerkörperliche Erfahrung.

Sie erzählte, eine AKE erlebt zu haben, bei der sie sah, wie die Krankenschwester dem Chirurgen chirurgische Instrumente reichte und wie hinter ihrem Kopf Anästhesie- und Ultraschallgeräte aufgestellt wurden. Die Forscher überprüften die Objektivität und Genauigkeit der Schilderungen. Es handelte sich um eine Patientin, die die Mitglieder des Operationsteams nicht gesehen und nicht mit ihnen gesprochen hatte. Außerdem konnte sie nicht sehen, was sich hinter ihrem Kopf auf dem Operationstisch befand, da sie bereits unter Vollnarkose und mit abgedeckten Augen in den Operationssaal gebracht worden war.

Es sei darauf hingewiesen, dass das Gehirn bei einem Herzstillstand keinerlei Aktivität mehr zeigt, sodass Erfahrungen im körperlosen Zustand eigentlich nur vom Geist registriert werden können. Unter diesem Gesichtspunkt wird verständlich, dass die Erinnerung an solche Ereignisse auch dann erhalten bleiben kann, wenn das Gehirn schwer geschädigt wurde (Fenwick, 1995).

Manchmal werden die Beschreibungen der Beobachtungen während einer außerkörperlichen Erfahrung im Rahmen einer NTE nicht nur durch die Aussagen anderer bestätigt, sondern zeichnen sich auch durch die Wahrnehmung von völlig unvorhersehbaren Details aus. In einem Fall (Cook, Greyson, Stevenson, 1998) erzählte der Patient beispielsweise, dass er den Herzchirurgen mit den Armen wedeln sah, als ob er fliegen wollte. Der Arzt bestätigte dies später. Er erklärte, dass er seine Hände, nachdem er sie vor Beginn der Operation zum Schutz vor Kontamination gereinigt hatte, wie es seine Gewohnheit war, vor der Brust zusammengeschlagen hatte, während er dem Personal mit seinen Ellenbogen Anweisungen gab.

Ein weiterer Fall dieser Art wird von van Lommel et al. (2001) berichtet. Bei einem Mann, der im Koma-Zustand in ein Krankenhaus eingeliefert und ohne Intubation künstlich beatmet wurde sowie Herzmassage und Defibrillation erhielt, stellte sich in dem Moment, als er intubiert werden sollte, heraus, dass er ein Gebiss trug. Die Krankenschwester entfernte daraufhin die obere Prothese und legte sie in eine Schublade. Währenddessen wurde die Herz-Lungen-Wiederbelebung fortgesetzt.

Nach eineinhalb Stunden lag der Patient immer noch im Koma, wurde beatmet und intubiert. Er wurde dann auf die Intensivstation verlegt, wo er weiter künstlich beatmet wurde. Mehr als eine Woche später traf ihn dieselbe Krankenschwester, die ihn in der Anfangsphase seines Krankenhausaufenthalts betreut hatte, auf der kardiologischen Station wieder, um ihm seine Medikamente zu verabreichen. Als er sie sah, sagte er, sie sei die Krankenschwester, die wisse, wo sein Gebiss abgeblieben sei. Er fügte hinzu, dass sie zum Zeitpunkt seiner Einlieferung anwesend gewesen sei, sein Gebiss herausgenommen und es in eine Schublade gelegt habe. Er beschrieb den Ort korrekt und detailliert. Der Patient hatte eine AKE erlebt, bei der er sich selbst von oben und alles gesehen hatte, was die Ärzte und Krankenschwestern während der Reanimation gemacht hatten. Er beschrieb genau den kleinen Raum, in dem die Reanimation stattgefunden hatte, und das Aussehen der Anwesenden. Er berichtete auch, dass er beim Beobachten der Szene sehr traurig darüber gewesen sei, dass das Personal die Möglichkeit eines Abbruchs der Wiederbelebungsmaßnahmen nicht ausgeschlossen hatte und ihn so hätte sterben lassen. Auch dies wurde durch das Gespräch bestätigt, denn die Pflegekräfte waren in Bezug auf die Prognose des Patienten sehr pessimistisch gewesen.

Dem Kardiologen Michael Sabom (1980) verdanken wir eine Studie, in der die Beschreibung der Wiederbelebung von 32 Patienten, die während ihrer Herzkrise eine NTE mit einer außerkörperlichen Erfahrung erlebt hatten, mit der Beschreibung von 25 Patienten verglichen wurde, die dieselben Wiederbelebungsmaßnahmen durchlaufen, selbst aber keine außerkörperliche Erfahrung gemacht hatten. Das Ergebnis: Die Beschreibung der Gruppe von Personen, die angaben, eine AKE erlebt und den Ärzten und dem OP-Team bei dem Eingriff zugeschaut zu haben, war sehr viel präziser und genauer als die der Kontrollgruppe, die viel allgemeiner ausfiel und viele Fehler aufwies, da diese Personen, wohl aufgrund von ähnlichen, im Fernsehen gesehenen Situationen, eher zu raten schienen.

Die Intensiv-Krankenschwester Penny Sartori (2006) führte eine Studie durch, die noch deutlicher machte, dass es unmöglich ist, sich die im Einzelfall tatsächlich durchgeführten Reanimationsmaßnahmen vorzustellen. Sie bat Patienten, die einen Herzstillstand erlitten, aber keine AKE erlebt hatten, die Maßnahmen zu erraten. Die Schilderungen dieser Patienten waren eine Anhäufung von Fehlern und damit weit entfernt von den genauen und fehlerfreien Beschreibungen der Menschen, die bei anderen Untersuchungen ihren eigenen Wiederbelebungsprozess anhand des während ihrer außerkörperlichen Erfahrung Gesehenen und Gehörten beschrieben hatten.

Janice Holden (2009) führte eine gründliche Analyse der gesamten veröffentlichten wissenschaftlichen Literatur über AKE im Rahmen von Nahtod-Erfahrungen durch. Von den verschiedenen berichteten Fällen nahm sie nur die in ihre Studie auf, bei denen der Wahrheitsgehalt der Beschreibungen überprüft worden war. Das waren insgesamt 89. Sie hat also als Kriterium für die Beurteilung einer Reihe von Beobachtungen, die Menschen während einer OBE gemacht haben, die Tatsache herangezogen, dass sich auch nur ein einziges Detail davon bei der Überprüfung als unzutreffend herausgestellt hat. Trotz dieses strengen Beurteilungskriteriums erwiesen sich immerhin 92 Prozent der Berichte über das Beobachtete als korrekt, d. h. ohne Fehler.

Jeffrey Long (2010) hat die außerkörperlichen Erfahrungen von Menschen mit einer NTE daraufhin untersucht, ob sie realistisch waren, sowohl aus der Sicht der berichtenden Person als auch aus seiner eigenen Sicht. Es wurde ein sehr strenges Beurteilungskriterium gewählt, wonach jede AKE, die auch nur ein unrealistisches Element enthielt, als irreal verworfen wurde. In seiner Fallgeschichte schlossen von 617 Nahtod-Erfahrungen 287, d. h. 46,5 Prozent, eine AKE mit ein. Von diesen 287 AKE waren fast alle, d. h. 280 oder 97,6 Prozent, völlig wirklichkeitsgetreu und ohne unrealistische Inhalte. Darüber hinaus gaben die betroffenen Personen in 65 Fällen an, eine persönliche Untersuchung zur Überprüfung des Wahrheitsgehalts ihrer eigenen Erfahrungen durchgeführt zu haben. Diese habe eine vollständige Übereinstimmung mit den bei der Inspektion ermittelten Fakten ergeben.

Es gibt ein weiteres Element, das die Echtheit von AKE während einer NTE bestätigt. Es handelt sich dabei um Fälle, in denen Menschen von Ereignissen berichten, die später von anderen bestätigt wurden und die sich an einem anderen Ort als dem, an welchem sich ihr Körper befand, zugetragen haben. Einen Ort, den sie aber dennoch mit ihrem Geist erreicht haben, wie z. B. das Wartezimmer des Krankenhauses, in dem sie wiederbelebt wurden. Cook, Greyson und Stevenson (1998) haben von über fünfzehn Fällen dieser Art berichtet. Darunter gab es einige, bei denen die Erzählungen der Betroffenen unerwartete und unwahrscheinliche Details enthielten, die später unabhängig bestätigt wurden. Im Zusammenhang mit AKE bei Nahtod-Erfahrungen sind auch die Fälle zu erwähnen, in denen zum Teil von Geburt an blinde Personen über außerkörperliche visuelle Erfahrungen berichtet haben. Ring und Cooper (1997) beschreiben 31 solcher Fälle, von denen etwa die Hälfte Menschen betraf, die von Geburt an blind waren. Fenwick (1995) weist darauf hin, dass sich in solchen Fällen das Sehvermögen der Blinden bei der Geburt als völlig normal erweist, im Gegensatz zu dem, was geschieht, wenn es durch eine Operation wiederhergestellt wird. In diesem Fall ergeben die visuellen Eindrücke nicht sofort strukturierte Bilder mit Bedeutung. Das gelingt erst mit der Zeit und durch Übung.

Damit widerlegt ein Aspekt der Nahtod-Erfahrungen, nämlich die AKE, die Halluzinationstheorie ganz grundlegend. Stattdessen scheint er zu bestätigen, dass die gesamte Nahtod-Erfahrung, wie wir sie zuvor beschrieben haben, in Abwesenheit von Gehirnaktivität stattfindet. Dies würde eindeutig die Hypothese stützen, dass der Geist und das Bewusstsein nicht durch das Gehirn bedingt sind und daher auch ohne dessen Aktivität weiterbestehen können. Dazu verweist van Lommel auf die Analogie zwischen den Beziehungen zwischen dem Geist und dem Körper und den Beziehungen der elektromagnetischen Felder zu Objekten wie dem Radio oder dem Fernseher. Wenn das Radio und der Fernseher ausgeschaltet werden, wird unser Empfang gestoppt, aber die Sendungen gehen trotzdem weiter und die elektromagnetischen Felder bleiben bestehen. Und genauso dauern das Bewusstsein, die Erinnerungen, Gedanken, Gefühle usw. an.

Eine weitere Reihe von Fakten, die den Wahrheitsgehalt von Nahtod-Erfahrungen untermauern, sind die NTE von Kindern. Verschiedene hierzu durchgeführte Studien (Morse, 1990; Atwater, 2003; Long, 2010) haben gezeigt, dass die Nahtod-Erfahrungen von Kindern die gleichen Elemente enthalten wie die von Erwachsenen. Wir reden hier über Kinder verschiedenen Alters, vor allem im Vorschulalter, unter sechs und sogar unter drei Jahren. Die Tatsache, dass ihre NTE denen von Erwachsenen ähneln, zeigt uns, dass solche Erfahrungen nicht durch Erwartungen hervorgerufen werden, die durch religiöse Erziehung entstehen. In dem Alter, über das wir hier sprechen, hat die religiöse Indoktrination noch keine Zeit gehabt, einen Einfluss auf die Kinder auszuüben, die darüber hinaus vielleicht noch nicht einmal eine Vorstellung vom Tod entwickelt haben. Wenn starke religiöse Erwartungen bei der Nahtod-Erfahrung von Kindern keine Rolle spielen können, dann sind Halluzinationen mit einem so strukturierten Inhalt unwahrscheinlich. Die Nahtod-Erfahrungen von Kindern ähneln zwar denen von Erwachsenen, entsprechen aber nicht vorgefassten Erwartungen und sind damit ein Argument gegen die halluzinatorische Theorie und für die realistische. Außerdem liefern uns die NTE von Kindern einen weiteren Beweis für deren Wahrheit. Denn oft treffen sie im Laufe ihrer Erfahrung auf einen bereits verstorbenen Verwandten, dem sie noch nie begegnet sind oder von dem sie noch nicht einmal gehört haben. Es kann sich zum Beispiel um ein Schwesterchen handeln, das kurz nach der Geburt und vor der des Kindes gestorben ist, oder um einen Opa oder eine Oma. Wenn das Kind erzählt, was ihm während der Nahtod-Erfahrung gesagt wurde, und wenn es das Aussehen der Person beschreibt, die gekommen ist, um es abzuholen, schildert es den Eltern häufig Fakten, die für sie äußerst überraschend und bewegend sind.

Charakteristisch für die Nahtod-Erfahrungen von Kindern ist auch, dass sie Menschen begegnen, die bereits verstorben sind, wie im Fall der von Kübler-Ross dokumentierten Sterbebett-Visionen von Kindern.

Wären die verstorbenen Verwandten und Freunde, denen man bei der NTE begegnet, nur ein Produkt unserer Erinnerung, dann müsste, wie Long (2010) anmerkt, ihre Anzahl mit zunehmendem Alter der Person steigen, da sie mehr Zeit hatte, den Tod ihrer Verwandten und Freunde mitzuerleben. Laut den bereits erwähnten Studien von Long (2010) und Kelly (2001) ist dies jedoch nicht der Fall. Das heißt, es ist nicht so, dass Kinder und Jugendliche vor allem lebende Personen und Ältere verstorbene Personen sehen. Wir begegnen vielmehr Menschen, die bereits vor uns ins Jenseits gegangen sind.

Und außerdem: Wenn es sich bei NTE nur um Halluzinationen handeln würde, wären die Personen, denen man begegnet, in jedem Fall Menschen, zu denen man eine tiefe Zuneigung empfindet. Im Gegensatz dazu zeigt die Studie von Kelly (2001), dass die Betroffenen etwa 32 Prozent der Verstorbenen, denen sie begegnen, emotional neutral gegenüberstehen, nicht zuletzt deshalb, weil sie ihnen möglicherweise nie zuvor im Leben begegnet sind.

Bei der Beurteilung der Echtheit von Nahtod-Erfahrungen ist es wichtig zu prüfen, ob es wesentliche Unterschiede zwischen den Erfahrungen von Menschen gibt, die unserer westlichen Kultur oder anderen Kulturen angehören. Die vielleicht zuverlässigste Studie in dieser Hinsicht wurde von Long (2010) durchgeführt. Er sammelte neunzehn Erzählungen von Nahtod-Erfahrungen, die von Menschen aus nicht westlichen Kulturen gemacht wurden. Von diesen Erzählungen waren neun auf Englisch und zehn in verschiedenen anderen Sprachen. Anschließend wurden sie anhand von 33 beschreibenden Elementen mit den Erzählungen von Menschen aus dem westlichen Kulturkreis verglichen. Die Ergebnisse waren wie folgt: Alle Elemente von Nahtod-Erfahrungen kamen sowohl bei Menschen mit westlichem als auch mit nicht westlichem Hintergrund vor. Ein statistisch signifikanter Unterschied zeigte sich bei fünf der Elemente, während bei zwei Elementen eine grenzwertige Signifikanz festgestellt wurde. Es ist jedoch möglich, so Long, dass die Unterschiede in der Verteilung der sieben Elemente auf Probleme bei der Übersetzung der im Fragebogen ausgedrückten Konzepte von einer Sprache in die andere und/oder auf eine unterschiedliche Auslegung von im Wesentlichen ähnlichen Erfahrungen zurückzuführen sind, die Menschen aus verschiedenen Gesellschaften aufgrund ihres kulturellen Hintergrunds machen.

In Japan wurde eine Langzeitstudie mit Menschen durchgeführt, die in einem tiefen Koma gelegen hatten. Nach dem Aufwachen aus dem Koma berichteten 37 Prozent von ihnen von einer Nahtod-Erfahrung, die durch dieselben Elemente gekennzeichnet war, die auch für Menschen aus dem westlichen Kulturkreis typisch sind.[3]

Abgesehen von den oben genannten Aspekten ist es der Inhalt der Nahtod-Erfahrungen selbst, der für ihre Glaubwürdigkeit spricht. Er zeichnet sich durch drei Eigenschaften aus, die einzeln und erst recht zusammengenommen kaum mit halluzinatorischen Theorien vereinbar erscheinen:

1. Der ausgeprägte spirituelle Charakter
2. Die tiefe innere Stimmigkeit der einzelnen NTE
3. Die starke und eindeutige Übereinstimmung der verschiedenen NTE

Erstaunlich ist in diesem Zusammenhang, dass es diesen Menschen gelingt, logisch und kohärent zu denken, während dies aus medizinischer Sicht eigentlich unmöglich sein müsste (Fenwick, 1995). Zweitens weiß jeder klinische Psychologe und jeder Psychiater sehr wohl, dass jede der drei Eigenschaften, die Nahtod-Erfahrungen auszeichnen, bei Halluzinationen nie die bei den NTE beobachteten Ausmaße erreichen. Sie wissen auch, dass diese drei Eigenschaften nicht alle gemeinsam bei Halluzinationen vorkommen. Manche könnten behaupten, Nahtod-Erfahrungen seien dennoch Halluzinationen, die die Evolution der Spezies in eine Art Sterbehilfeprogramm integriert

3 Genauso wenig wie Nahtod-Erfahrungen durch die Zugehörigkeit zu einem bestimmten Kulturkreis beeinflusst werden, werden sie durch Vorkenntnisse über das Phänomen und seine Inhalte, durch die Zugehörigkeit zu einem bestimmten Glauben, durch die Art des Glaubens, durch den Besuch von Kultstätten, durch das Geschlecht, den Beruf oder den erreichten Bildungsstand beeinflusst. Es gibt nur einen Faktor, von dem bekannt ist, dass er die Wahrscheinlichkeit von Nahtod-Erfahrungen erhöht: das Alter. Jüngere Menschen berichten häufiger von einer Nahtod-Erfahrung: 65 Prozent der Kinder der Morse-Studie, 43 Prozent der Patienten mit einem Durchschnittsalter von 49 Jahren der Sabom-Studie und 18 Prozent der Patienten mit einem Durchschnittsalter von 63 Jahren, die an der Van-Lommel-Studie teilnahmen.

hat, damit der Einzelne an seinem Lebensende nicht allzu sehr leiden muss. Ein derartiger Einwand entbehrt jedoch jeglicher Grundlage, denn das, was die Auswahl der Charaktere (die in unserem Fall auf Erlebnissen beruht) auszeichnet, ist genau der Vorteil, den sie in Bezug auf das Überleben und/oder die Fortpflanzung bieten kann, zwei Dinge, die eindeutig nicht mehr angesagt sind, wenn das Herz aufgehört hat zu schlagen, die Lunge aufgehört hat zu atmen und das Gehirn aufgehört hat zu funktionieren.

Ausgehend von der Trauer haben wir uns jetzt auch an das komplexe und schwierige Thema der Möglichkeit eines Lebens nach dem Tod herangewagt. Wir haben dies sowohl aus dem Wunsch nach Wissen als auch aus dem Wunsch heraus getan, den Hinterbliebenen fundierte Gründe für die Hoffnung auf ein Leben nach dem Tod des geliebten und verstorbenen Menschen zu geben. Wenn diese Aussicht auch nur einigermaßen im Bereich des Möglichen liegt, dann war der Tod für den anderen Menschen der Übergang in ein anderes Leben, und eine Wiederbegegnung mit ihm ist nicht nur denkbar, sondern auch wahrscheinlich. Als Kliniker kann ich mich jedoch darüber freuen, dass ich meinen Patienten jetzt etwas bieten kann, das über eine – wenn auch sehr wertvolle – Idee hinausgeht. In den letzten Jahren ist es in der Tat möglich geworden, die Erfahrung von Nachtod-Kontakten zu fördern. Mithilfe neuer psychologischer Verfahren ist es möglich, einen mentalen Zustand der Empfänglichkeit zu erzeugen, der gezielte Nachtod-Kontakte fördert, die sich ansonsten auf unkontrollierte und unvorhersehbare Weise manifestieren. Wir können also allen, die einen geliebten Menschen verloren haben, helfen, eine kurze Wiederbegegnung mit ihm zu erleben.

4.

Trauerbewältigung

Bevor ich auf die Verfahren zur Einleitung einer Nachtod-Kommunikation (ADC) eingehe, möchte ich die beiden gängigsten Formen psychotherapeutischer Behandlung beschreiben, die zur Förderung und Unterstützung des Trauerprozesses eingesetzt werden: die klassische Psychotherapie und die EMDR-Therapie (*Eye Movement Desensitization and Reprocessing*, dt. Desensibilisierung und Verarbeitung durch Augenbewegungen). Diese Behandlungsmethoden zur Einleitung einer Nachtod-Kommunikation können je nach Fall einzeln oder in Kombination angewandt werden.

Die klassische Psychotherapie

Die Psychotherapie zur Unterstützung der Trauerbewältigung ist in erster Linie die von Raphael (1977) und Bowlby (1980) beschriebene. Sie zielt in erster Linie darauf ab, den Schmerz und alle Emotionen herauszulassen, die untrennbar mit der Trauer selbst verbunden sind: Traurigkeit, Wut, Schuldgefühle, Angst und ein Gefühl der Einsamkeit. Der Trauernde wird ermutigt, sowohl über die Abfolge der Ereignisse, die zum Tod des geliebten Menschen geführt haben, als auch über die Gefühle zu sprechen, die dieses Ereignis bei ihm hervorgerufen hat. Außerdem wird die Person ermutigt und angeleitet, sich über die Persönlichkeit des Verstorbenen zu äußern und die Geschichte ihrer gemeinsamen Beziehung zu erzählen.

Zeigt sich beim Trauernden eine Tendenz, die Traurigkeit zu verdrängen, stellt der Psychotherapeut Fragen, die ihm helfen, sich seiner Gefühle bewusster zu werden. Zeigt sich hingegen eine Tendenz, die Wut auf Personen zu übertragen, die gar nichts damit zu tun haben und ganz grundlos zur Zielscheibe werden, macht der Therapeut die wahren Wurzeln des Wutgefühls deutlich und weist darauf hin, dass dies ein ganz normaler Teil jedes Trauerprozesses ist.

Schuldgefühle sind ein weiteres Gefühl, welches die Betroffenen nach einem Trauerfall überrollen kann. Oft handelt es sich um eine emotionale Erfahrung, die auf einer unbegründeten Interpretation der Ereignisse, die den Tod des geliebten Menschen verursacht haben, beruht. Selbst wenn der Trauernde tatsächlich Fehler gemacht hat, könnte das Ausmaß der Fehler und/oder der Verantwortung, die man sich selbst zuschreiben muss, doch ganz anders aussehen, als es sich für ihn so schmerzlich darstellt. Der Therapeut greift in diesen Fällen ein, indem er Fragen stellt, die in einer Art sokratischem Dialog eine schrittweise Bewusstwerdung dessen ermöglichen, was tatsächlich vorgefallen ist.

Weitere wichtige Aspekte der Psychotherapie für Trauernde sind die Förderung des Kontakts mit der eigenen Trauer. Hier steht im Vordergrund die Bewusstmachung der Bedeutung von emotionalen Reaktionen wie Wut und Angst, die Fähigkeit, eine Vorstellung von der verstorbenen Person in sich zu tragen, die sie zu einer Quelle der Akzeptanz und Wertschätzung macht, eine neue Vorstellung von sich selbst in der Welt zu bekommen und schließlich die Verarbeitung der sogenannten sekundären Verluste, die insbesondere die wirtschaftlichen und organisatorischen Aspekte des täglichen Lebens sowie die sozialen Aspekte betreffen. Zusätzlich zu den oben genannten Maßnahmen empfiehlt der Therapeut den Trauernden, sich von seinen zwischenmenschlichen Ressourcen, seien es Verwandte oder Freunde, Trost spenden zu lassen, und aus ihrer Aufmerksamkeit und Anteilnahme Kraft zu schöpfen.

Eine weitere Form zur Unterstützung der Trauerbewältigung ist die Förderung eines Prozesses, in dem irrationale Sichtweisen des Verlustes in ihr rationales Gegenstück umgewandelt werden (Malkinson, 2010), z. B. indem dem Trauernden geholfen wird, von »Es ist viel zu schmerzhaft, an ihn zu denken. Ich darf das nicht zulassen« einen Wandlungsprozess der Einstellung in »Immer wenn ich an ihn denke, ist es traurig und schmerzhaft. Ich habe ihn verloren« zu vollziehen. Oder etwa von »Mein Leben hat ohne ihn keinen Sinn mehr« zu »Mein Leben hat sich für immer verändert«. Der Psychotherapeut unterstützt diesen Prozess durch Gespräche und vor allem durch gezielte Fragen, um so die Einstellungen zum Verlust zu verändern.

Die Psychotherapie komplizierter Trauer ist eine von Katherine Shear (2005; 2013) entwickelte Behandlungsform, die in sechzehn Sitzungen erfolgt. Sie beruht auf der Bindungstheorie und ist eine Weiterentwicklung der Interpersonellen Therapie (IPT) und der kognitiven Verhaltenstherapie. Weitere potenziell therapeutische Faktoren kommen hierbei mit ins Spiel, wie beispielsweise das Führen eines Trauertagebuchs, die Einbeziehung eines Verwandten oder engen Freundes als unterstützende Person, die schrittweise Aufgabe von Abwehrverhalten, wie etwa die Vermeidung von Aktivitäten oder das Besuchen von Orten, die an den geliebten Menschen erinnern und die Trauer über seinen Verlust auslösen. Besonders interessant ist für uns jedoch die Tatsache, dass der Trauernde bei dieser Therapieform aufgefordert werden kann, ein imaginäres Gespräch mit dem geliebten Menschen, den er verloren hat, zu führen, wobei er sowohl die Rolle seiner selbst als auch die des anderen spielt. Bei diesem »Zwiegespräch« kann der Trauernde Fragen stellen und in der Rolle des Verstorbenen Antworten geben und Mut und Trost zusprechen. Aber man kann noch viel mehr tun, nämlich dem Trauernden die Möglichkeit bieten, eine echte Erfahrung der Kommunikation mit seinem verstorbenen geliebten Menschen zu machen.

Um Kindern bei der Trauerbewältigung zu helfen, ist es in erster Linie notwendig, dem überlebenden Elternteil ein therapeutisches Angebot zu offerieren, in dem alle oben genannten Aspekte gefördert werden. Soweit es dem hinterbliebenen Elternteil gelungen ist, seine eigenen Hindernisse für die Trauerbewältigung zu überwinden, wird er es als natürlich empfinden, einen ähnlichen Prozess bei seinem Kind zu unterstützen. In dieser Hinsicht besteht eine wichtige Ressource des hinterbliebenen Elternteils auch in der Möglichkeit, sein eigenes Verhalten daran zu orientieren, wie sich der Psychologe ihm gegenüber in der Therapie verhalten hat. So wird es ihm auch gelingen, das Kind zu ermutigen und es dabei zu unterstützen, seine Trauer und andere Gefühle zum Ausdruck zu bringen, die stets mit einem Verlust einhergehen. Dies kann im Anfangsstadium auch in Anwesenheit und mithilfe des Psychologen erfolgen.

Die EMDR-Therapie

Eine weitere Therapiemethode zur Trauerbewältigung basiert auf der Anwendung von EMDR. Es handelt sich um eine Psychotherapieform, die von Dr. Francine Shapiro (1995) zur Behandlung von Traumafolgestörungen entwickelt wurde. Sie wird vor allem bei schwer traumatisierten Kriegsveteranen, Überlebenden von Vergewaltigungen oder Übergriffen und Opfern von Naturkatastrophen angewandt. Also vor allem bei den Fällen, bei denen eine sogenannte Posttraumatische Belastungsstörung auftritt. In den letzten Jahren wurde EMDR auch zur Behandlung anderer Erkrankungen eingesetzt, einschließlich Formen komplizierter Trauer. Wie wird EMDR durchgeführt? Während der Patient an ein Bild denkt, das mit dem traumatischen Erleben zusammenhängt, hält der Therapeut seine Hand mit erhobenem Zeige- und

Mittelfinger in einem Abstand von etwa dreißig Zentimeter vor dessen Gesicht und bewegt sie rhythmisch nach rechts und links. Der Patient folgt den Fingern mit den Augen, ohne den Kopf dabei zu bewegen. Nach jeder Augenbewegungs-Sequenz gibt der Patient dem Therapeuten kurz Rückmeldung über die Gedanken, die ihm in den Sinn gekommen sind, und über jede Veränderung seines emotionalen Zustands. Der Veränderungsprozess erfolgt beim Patienten spontan, während der Therapeut ihn lediglich dabei unterstützt. Dieser Prozess besteht in der Überwindung der pathogenen Überzeugungen, die sich infolge des Traumas entwickelt haben, und folglich auch der schmerzhaften emotionalen Erfahrung, die durch sie immer noch hervorgerufen wird. Die EMDR-Methode fördert auch die Akzeptanz alternativer Überzeugungen, die klare Anzeichen eines Übergangs zu psychischem Wohlbefinden sind. Die Technik, die wir hier kurz beschrieben haben, ist bei der Traumabewältigung schnell wirksam, obwohl wir noch nicht vollständig verstehen, welche Rolle die Augenbewegungen bei der Heilung spielen. Wie bereits erwähnt, kann EMDR auch zur Unterstützung der Trauerverarbeitung eingesetzt werden. Wenn also eine Blockade in einer der Trauerphasen (Betäubung, Suche und Sehnsucht, Desorganisation) vorliegt, die der letzten Phase (Reorganisation) vorausgeht, kann die Konfrontation mit dem Verlust eines geliebten Menschen dank EMDR wieder in Fluss kommen. Die Ansatzpunkte zur Förderung der Verarbeitung können unterschiedlich gewählt werden: ein Bild des Verstorbenen, der Moment, in dem man von seinem Tod erfahren hat, die Beerdigung, negative Erinnerungen an die Beziehung mit dem Verstorbenen usw. Und wenn der Hinterbliebene von ungerechtfertigten Schuldgefühlen überwältigt wird, kann er dank EMDR den Ablauf der Ereignisse, die zum Tod der anderen Person geführt haben, objektiver sehen und so sein Gewissen von der Last der Verantwortung befreien, die ihm gar nicht zukommt.

Die EMDR-Methode kann sowohl bei Erwachsenen als auch bei

Kindern zur Unterstützung der Trauerarbeit eingesetzt werden. Für Kinder sollten die für Erwachsene gewählten Ansatzpunkte noch durch die vom überlebenden Elternteil manifestierten Reaktionen ergänzt werden.

Blick hinter den Spiegel

Ein neuartiger Behandlungsansatz zur Förderung einer positiven Entwicklung des Trauerprozesses ist die Herbeiführung eines rezeptiven, also offenen und aufnahmebereiten, mentalen Zustands, der die Durchführung einer Nachtod-Kontakt-Erfahrung ermöglicht. Raymond Moody (1993) testete die tatsächliche Durchführbarkeit einer solchen Erfahrung, indem er eine moderne Version des *Psychomanteums* (Spiegelraums) der griechischen Antike reproduzierte. Das waren heilige Orte, zu denen die Menschen gingen, um mit den Seelen von Angehörigen oder Freunden, die nicht mehr im irdischen Leben weilten, zu kommunizieren. Der zentrale Aspekt, der Moodys Aufmerksamkeit auf die Psychomanteen lenkte, war die Verwendung von mit Wasser gefüllten Bronzebecken, um eine reflektierende Oberfläche zu schaffen, auf der die Verstorbenen denjenigen erscheinen konnten, die Kontakt mit ihnen suchten. Der amerikanische Psychiater entwickelte also ein technisches System, das dem der Antike ähnelt und das wir hier kurz beschreiben möchten.

Am Ende eines Raums wird ein etwa 1,2 Meter hoher und ein Meter breiter Spiegel so an der Wand befestigt, dass er mit seiner Unterkante knapp einen Meter über dem Fußboden hängt. Ein bequemer Sessel mit einer Kopfstütze, die sich ebenfalls ca. ein Meter über dem Fußboden befindet und leicht nach hinten geneigt ist, wird vor den Spiegel gestellt. Durch die Höhe des Sessels kann die Person zwar den Spiegel, aber nicht ihr eigenes Spiegelbild darin sehen. Ein schwarzer Samtvorhang bedeckt die Wände, sodass der Spiegel nur die Dunkelheit des Raums reflektieren kann. Schließlich wird eine kleine, farbige Glaslampe mit einer 15-Watt-Glühbirne hinter dem Sessel angebracht. Wer an einem Kontakt mit einem verstorbenen, geliebten Menschen interessiert ist, bereitet sich auf das Ereignis vor, indem er mit dem Psychologen zunächst ein lockeres Gespräch über den geliebten Menschen und seine Beziehung zu ihm führt. Die Person bringt Gegenstände und Fotos des Verstorbenen mit, die ihr helfen, sich besser auf ihn zu konzentrieren. Bevor er in den Kontaktraum geführt wird, kann er sich gegebenenfalls in einem zurückklappbaren Liegestuhl bei ruhiger Musik entspannen. Nachdem die Person sich ihrer Uhr als möglicher Ablenkungsquelle entledigt hat, wird sie in den Spiegelraum geführt und aufgefordert, sich auf den niedrigen Sessel zu setzen und dann, solange sie möchte, »in die Tiefen des Spiegels« zu blicken, sich fallen zu lassen und jeden Gedanken, der nicht den Verstorbenen betrifft, weiterziehen zu lassen. Während der gesamten Sitzung bleibt der Therapeut oder einer seiner Mitarbeiter im Nebenraum, um bei Bedarf eingreifen zu können. Am Ende der Sitzung findet ein Gespräch statt, bei dem die Person dem Psychotherapeuten von ihrer Erfahrung berichtet und diese beschreibt.

Was passiert im Spiegelraum? Bei 50 Prozent einer ersten Studiengruppe mit 300 Teilnehmern, die von Moody betreut wurden, konnten die Menschen bereits beim ersten Versuch Kontakt mit einem oder mehreren ihrer verstorbenen Angehörigen oder Freunde aufnehmen. Die meisten anderen erreichten den Kontakt erst beim zweiten, dritten oder vierten Versuch. Eine ganze Reihe von Personen, nämlich 25 Prozent, bei denen der Kontaktaufnahmeversuch im Spiegelraum nicht gelungen war, erlebten innerhalb der folgenden 24 Stunden eine verspätete Erscheinung.

Bei 25 Prozent der Personen, die einen Kontakt erlebten, handelte es sich um einen anderen Verwandten oder Freund als den, den sie zu treffen erwartet hatten.

Bei der Methode von Moody treten die Erscheinungen im Allgemeinen im Spiegel auf, aber in 10 Prozent der Fälle verlassen sie ihn auch und betreten den Raum. In weiteren 10 Prozent der Fälle haben die Kontaktsuchenden hingegen die Erfahrung gemacht, dass sie selbst in den Spiegel hineingehen, um ihre Angehörigen oder Freunde zu treffen.

Die wichtigste Voraussetzung für die Möglichkeit, diese Erfahrung zu erleben, ist ein Zustand der Entspannung. Ein Zustand der Angst und Nervosität behindert ein solches Erleben. Darüber hinaus liegt die häufigste Ursache für das Scheitern in dem Bemühen, die Erfahrung selbst herbeizuführen. »Der für diese Erfahrungen erforderliche Geisteszustand sollte das Gegenteil von dem Zustand sein, in dem man sich befindet, wenn man bewusst versucht, etwas zu tun. Gleichzeitig erleichtert eine Haltung der zuversichtlichen Erwartung aber auch das Auftreten von Visionen. Entspannt zu sein, scheint der entscheidende Faktor zu sein.« (Moody, 1993)

Der Kontakt kündigt sich dadurch an, dass auf dem Spiegel visuelle Phänomene wie Funken oder Blitze, Nebel, bewegte geometrische Muster oder Farben erscheinen. Danach erscheinen die Verstorbenen: heiter, kerngesund und eher jünger. Die Begegnungen lösen keine Angst aus, sondern vielmehr ein Glücksgefühl darüber, dass der geliebte Mensch noch da ist und es ihm gut geht, dass er dem Kontaktsuchenden nahe ist und im Jenseits auf ihn wartet. Die Kommunikation kann nicht nur visuell erfolgen (was am häufigsten der Fall ist), sondern auch durch Hören (27 Prozent der Fälle), Telepathie oder Berührung. Fast alle beschreiben die Erfahrung als wirklicher als die Realität.

Die IADC-Therapie

Es gibt eine Therapieform, bei der wie bei der EMDR-Methode bilaterale Stimulationen eingesetzt werden und so, ähnlich wie bei der Spiegeltechnik, die Erfahrung einer Nachtod-Kommunikation ermöglicht wird. Die Rede ist von der *induced after-death communication* (IADC) – der eingeleiteten Nachtod-Kommunikation. Ein amerikanischer Psychologe, Dr. Allan Botkin, entdeckte sie zufällig bei der Behandlung von Kriegsveteranen, die an einer posttraumatischen Belastungsstörung litten (Botkin, 2005). Botkin wandte zunächst die Traumatherapiemethode EMDR an. Um ihre Wirksamkeit zu erhöhen, nahm er in der Folge verschiedene Änderungen vor, die zu einem neuen therapeutischen Verfahren führten, das sich inzwischen grundlegend von der ursprünglichen Methode unterscheidet.

Bei der IADC-Therapie wird die Trauer durch eine Erfahrung der Begegnung und Kommunikation mit dem Verstorbenen verarbeitet. Sie bewirkt bei den Betroffenen die Ausbildung von vier allgemeinen Überzeugungen: »Die geliebte Person ist noch da. Es geht ihr gut. Sie ist mir im täglichen Leben nahe. Eines Tages werden wir endgültig wieder vereint sein.« Dies führt dazu, dass die Hinterbliebenen zwar immer noch den Schmerz des Verlustes spüren und verschiedene Momente des Wiederaufflackerns erleben, wie z. B. an Weihnachten, Geburtstagen oder Jahrestagen des Todes, aber sie fühlen nicht mehr dieselbe tiefe Verzweiflung.

Um eine eingeleitete Nachtod-Kommunikation (IADC) zu begünstigen, muss dem Trauernden zunächst die Möglichkeit gegeben werden, über seinen persönlichen Fall zu sprechen. Zu diesem Zweck wird er gebeten, die Persönlichkeit des Verstorbenen, seine Beziehung zu ihm und die Umstände des Todes zu beschreiben. Das Verfahren folgt einem bestimmten Ablauf:

1. Der Trauernde wird zunächst gefragt, welcher Teil von dem Erzählten bei ihm die größte Traurigkeit hervorruft.
2. Ihm wird klar gemacht, dass der therapeutische Prozess nur dann fruchtbar sein wird, wenn er bereit ist, sich voll und ganz auf seinen Verlustschmerz einzulassen.
3. Der Trauernde macht sich seine Trauer über den Tod des geliebten Menschen voll bewusst und richtet seine Aufmerksamkeit sowohl auf die schlimmsten Aspekte des Verlustes für ihn als auch auf die dadurch hervorgerufene Traurigkeit, bereit, den Schmerz voll zu spüren, ohne der Versuchung nachzugeben, sich zurückzuziehen.
4. Während der Trauernde seine Aufmerksamkeit auf die Trauer über den Tod des geliebten Menschen richtet, folgt er mit den Augen, aber ohne den Kopf zu bewegen, den Fingern des Therapeuten, die sich rhythmisch horizontal hin- und herbewegen.
5. Es werden mehrere Augenbewegungs-Sequenzen ausgeführt, wobei sich der Trauernde weiterhin voll auf das traumatische Erleben konzentriert.
6. Nach jeder Augenbewegungs-Sequenz wird er gebeten, 15 Sekunden lang die Augen zu schließen.
7. Der empfundene Schmerz nimmt in der Regel zunächst zu (man kann ihn bitten, auf einer subjektiven Skala von 0 bis 10 die Intensität des empfundenen Gefühls anzugeben) und erreicht nach mehreren Augenbewegungs-Sequenzen seinen Höhepunkt.
8. Nach einer oder ein paar weiteren Sequenzen fängt die Traurigkeit an nachzulassen und nimmt dann immer weiter ab.
9. Der Trauernde wird angeleitet, für alles offen zu sein, was auch immer geschieht.
10. Anschließend wird er gebeten, eine weitere Augenbewegungs-Sequenz auszuführen, ohne dass nähere Anweisungen gegeben werden, da das Ziel dieses Mal darin besteht, ihn zu entspannen und seine Aufnahmebereitschaft zu erhöhen.

11. Sobald diese Sequenz abgeschlossen ist, schließt er wie üblich die Augen.
12. Unmittelbar nach dem Schließen der Augen findet dieses Mal das Erleben der Wiederbegegnung statt, das normalerweise 5 bis 20 Sekunden dauert, aber auch bis zu 10 bis 15 Minuten anhalten kann (wenn nach etwa 15 Sekunden nichts passiert ist, sollte der Trauernde die Augen wieder öffnen).
13. Sobald er die Augen öffnet, fragt ihn der Therapeut, was geschehen ist.
14. Hat keine IADC-Erfahrung stattgefunden, liegt das in der Regel daran, dass noch Aspekte des Schmerzes vorhanden sind, die nicht angemessen angegangen wurden, weil der Trauernde keinen vollständigen Kontakt zu diesen Schmerzaspekten aufgenommen hat, oder weil er versucht, die IADC-Erfahrung herbeizuführen (er wird dann daran erinnert, dass das Verfahren nicht vorrangig darauf abzielt, die Nachtod-Begegnung zu induzieren, sondern vielmehr darauf die rezeptive, offene und aufnahmebereite Haltung zu erreichen, die einen spontanen Zugang zu Nachtod-Kontakten ermöglicht, und dass man ihr daher erlauben muss, sich von selbst einzustellen).
15. Der Therapeut kann dem Trauernden durch erneute Sequenzen bilateraler Stimulationen helfen, weitere Momente der kommunikativen Erfahrung mit dem Verstorbenen zu erleben und auch seine Aussagen und Fragen bestmöglich zu formulieren.

Allan Botkin führt seine Behandlung in zwei 90-minütigen Sitzungen durch. Sie können auch bis zu 120 Minuten dauern. Es ist wichtig, dass der Psychotherapeut über die nötige Zeit verfügt, um dem Trauernden bei der Verarbeitung seiner IADC-Erfahrung zu helfen.

Nach Botkins klinischer Erfahrung und der Erfahrung von Psychologen (mich eingeschlossen), die sein Verfahren ebenfalls angewandt haben, ist es bei folgenden Personen wirksam:

- bei Gläubigen und Atheisten
- bei Personen, die erst vor Kurzem einen Verlust erlitten haben, und bei solchen, die schon seit längerer Zeit, ja sogar seit Jahrzehnten, unter anhaltender Trauer leiden
- bei Personen mit tiefster seelischer Trauer und bei Personen mit Resttrauer, die ein bescheideneres emotionales Ausmaß angenommen hat

Darüber hinaus spielt diese Methode eine therapeutische Rolle bei der Trauerbewältigung, und zwar nicht nur bei den Personen (ca. 95 Prozent), die die Begegnung mit dem Verstorbenen für real halten, sondern auch bei den wenigen, die ihr Erlebnis als eine Art Halluzination bezeichnen. Das spiegelt wahrscheinlich die Tatsache wider, dass sie die Erfahrung auf einer tieferen Ebene für realer halten, als sie zugeben wollen.

Phänomenologie der Wiederbegegnung

Damit eine IADC-Erfahrung stattfindet, muss keine enge persönliche Beziehung zu dem Verstorbenen bestanden haben. Allerdings muss die persönliche Verbindung in jedem Fall signifikant sein, wie z. B. bei einem Unfalltod oder bei einer kriegerischen Auseinandersetzung.

Wenn die Wiederbegegnungserfahrung beginnt, läuft sie in der Regel völlig mühelos ab. Im Gegenteil, je mehr der Mensch sich bemüht, sie zu erzeugen oder ihre Richtung zu beeinflussen, desto mehr rückt sie in die Ferne, d. h. sie findet nicht statt oder wird unterbrochen. Allein die angespannte Erwartung, die Erfahrung über einen bestimmten Sinneskanal (Sehen, Hören, Fühlen etc.) zu machen, bewirkt meist, dass sie auf ganz andere Weise stattfindet. Es ist unmöglich, irgendeine direkte Kontrolle seitens des Patienten oder des Therapeuten auf den Inhalt oder die Form der Erfahrung auszuüben. Der Therapeut sagt während des Geschehens nichts und erfährt erst durch die Beschreibung der Person, die das Ganze erlebt hat, was vorgefallen ist.

Fast alle, die eine IADC-Erfahrung gemacht haben, sagen, dass sie sich völlig von Träumen und Fantasien unterscheidet. Sie bestätigen, dass sie mit ihren Sinnen gesehen, gehört, berührt und gerochen haben, aber dass die Empfindungen nicht physisch waren. Sie berichten, dass die Erfahrung mental ist, aber gleichzeitig so real, als wäre sie physisch.

Im Folgenden werden die wichtigsten Merkmale der Art und Weise aufgeführt, wie sich die Verstorbenen während der Wiederbegegnung manifestieren (Botkin, 2005):

- Manche Erfahrungen sind visuell, manche telepathisch, andere taktil und nur wenige olfaktorisch; die meisten sind eine unterschiedliche Mischung daraus.
- Wenn es sich um eine visuelle Erfahrung handelt, kann das Bild der geliebten Person oft von weißem, weichem, strahlendem Licht umgeben sein.
- Die Verstorbenen, mit denen man kommuniziert, erscheinen glücklich und lächelnd, gesund und oft jünger, gekleidet nach der ihrem Alter entsprechenden Mode der Zeit. Wenn sie im irdischen Leben Kinder waren, manifestieren sie sich meist im selben Alter, in dem sie gestorben sind, oder manchmal auch etwas älter.
- Die Landschaft ist häufig wunderschön, mit grünen Hügeln, ausgedehnten saftigen Wiesen, Bächen, Seen mit schimmern-

den Oberflächen und üppigen Bäumen, während die Farben als leuchtend und satter als normal beschrieben werden. Alles strahlt ein Gefühl großer Ruhe und heiterer Gelassenheit aus (die für die westliche religiöse Tradition typischen Bilder des Paradieses und der Hölle fehlen).

- Der Verstorbene zeigt sich im Allgemeinen mit denselben Persönlichkeitsmerkmalen wie im Leben, obwohl er viel weiser und glücklicher erscheint.
- Verstorbene, die ein problematisches Leben geführt haben, lassen erkennen, dass sie sich ihrer Verantwortung bewusst geworden sind und das, was sie aus ihren Fehlern gelernt haben, gerne mit den noch Lebenden austauschen möchten.
- Menschen, die Suizid begangen haben, sind sich des Schmerzes bewusst, den sie bei den Hinterbliebenen verursacht haben, und sind darüber besorgt. Sie bedauern daher ihre Entscheidung und übernehmen die volle Verantwortung dafür.
- Keiner der Menschen, die im Leben grausam waren, erscheint an einem höllenähnlichen Ort, auch wenn sie in einer dunklen Umgebung beschrieben werden.
- Die drei oben aufgeführten Aspekte scheinen eine gemeinsame Tatsache all jener widerzuspiegeln, die sich aus einer jenseitigen Dimension in die geistige Empfänglichkeit des Hinterbliebenen begeben: Sie haben ihr eigenes Leben einer Prüfung unterzogen, die ihnen auf eine neue Art und Weise ihre Verantwortung bewusst gemacht hat, insbesondere, wie und wie sehr ihr Verhalten gegenüber anderen diesen geschadet haben kann.
- Häufig zeigen sich die Verstorbenen in Begleitung eines geliebten Menschen, der ihnen im Leben wichtig war, der aber für den Hinterbliebenen unbekannt oder unwichtig sein kann. Diese Nähe wird von ihnen mit ihrer gegenseitigen Liebe erklärt.

- Worte werden meist telepathisch übertragen, aber deutlicher als hörbare Kommunikation.
- Der Trauernde spürt die Liebe und die Emotionen des anderen, er zeigt sie nicht nur, wie es normalerweise der Fall ist, durch seine verbale und nonverbale Kommunikation.
- Die Verstorbenen teilen der Person, die sich für die Kommunikationserfahrung geöffnet hat, mit, dass sie ihr immer noch nahe sind und immer bei ihr bleiben werden.
- Sie können ihre Sorge über den Schmerz der trauernden Person ausdrücken.
- Sie können auch ankündigen, dass sie den Hinterbliebenen zum Zeitpunkt seines Todes empfangen und begleiten werden.
- Häufig äußern sich die Verstorbenen auch zu wichtigen Aspekten des täglichen Lebens, wie z. B. zur Arbeit.
- Sie können Wertschätzung und Verständnis für das Verhalten des Hinterbliebenen zeigen und stolz auf ihn sein.
- Das Zeitgefühl kann ein anderes sein, denn in fünf Sekunden können Dinge geschehen, die normalerweise sehr viel länger dauern würden.
- Die Botschaft, die die Person erhält, ist oft eine Überraschung und in manchen Fällen anders als das, was sie gerne hören wollte, unvereinbar mit ihren Überzeugungen und Erwartungen und daher völlig unerwartet, aber dennoch aufschlussreich und voller Weisheit.
- Die Antworten können auch sehr humorvoll sein.
- Die wichtigste Botschaft, die die Person erhält, besteht darin, dass es dem geliebten Menschen gut geht. Das ist der entscheidende Aspekt für die Heilung vom Schmerz der Trauer.
- Die verstorbene Person teilt der trauernden mit, dass ihre Liebe zu ihr nie erloschen ist und sie daher auf sehr bedeutsame Weise immer noch bei ihr ist.

- Wenn der Hinterbliebene dem Verstorbenen Schaden zugefügt hat, vergibt er ihm und befreit ihn so von den Gewissensbissen, die ihn plagen.
- Die Verstorbenen können auch ihrerseits die Hinterbliebenen um Vergebung bitten.
- Selbst wenn die Person, die die IADC-Erfahrung erlebt, sich vor der Begegnung mit dem Verstorbenen fürchtet, weil sie von ihm traumatisiert wurde, zeigt der Verstorbene immer ein Bewusstsein für das begangene Übel und drückt Liebe, Reue und eine Bitte um Vergebung aus, sodass die IADC-Erfahrung am Ende zu einer dramatischen Verringerung von Traurigkeit, Angst und Wut sowie zur Überwindung von möglichen Gefühlen der Entfremdung gegenüber anderen führt.
- Manchmal bittet der Verstorbene auch darum, der Familie Nachrichten zu übermitteln.
- Keine Erfahrung hat einen negativen Inhalt.

Dass es sich bei den geschilderten Erlebnissen nicht um bloße Halluzinationen handelt, wird durch eine Reihe von Fakten untermauert, die gegen diese Deutung sprechen. Allan Botkin (2005) führt dazu folgende auf:

1. Viele Menschen erleben eingeleitete Nachtod-Begegnungen mehrere Jahrzehnte nach dem Tod eines geliebten Menschen oder haben als Gesprächspartner verstorbene Personen, für die sie nie eine starke Trauer empfunden haben. Diese Tatsachen sprechen gegen die Hypothese der halluzinatorischen Umsetzung eines emotionalen Wunsches.
2. IADC-Erfahrungen sind äußerst kohärent und weisen nicht die bunte Vielfalt auf, die halluzinatorische Phänomene auszeichnet. Zum einen überraschen die häufig als Hintergrund bei diesen

Erfahrungen auftauchenden Naturlandschaften die Menschen, da sie vorher ganz andere visuelle Erwartungen hatten, die auf ihrer eigenen religiösen Tradition beruhen. Zum anderen, und das ist das Wichtigste, sind IADC-Erfahrungen immer positiv und liebevoll; sie enthalten erhellende Botschaften, die diejenigen, die sie erleben, über ihre Erwartungen und Wünsche hinaus brauchen. Und schließlich fehlen die negativen und angstbesetzten Erlebnisse, die in der volkstümlichen Geistermythologie eine große Rolle spielen und die sich aufgrund der häufig chronischen Schuldgefühle, die mit einem komplizierten Trauerfall einhergehen können, eigentlich in Form einer Art Verfolgungssituation äußern müssten, wenn es sich um Halluzinationen handeln würde. Wenn es sich tatsächlich um Halluzinationen handeln würde, wäre es ohnehin sehr seltsam, dass diese nicht die erwartungsgemäße inhaltliche Ausdrucksvielfalt und Andersartigkeit des emotionalen Kolorits aufweisen.

3. Die Menschen, die IADC-Erfahrungen erleben, können Botschaften erhalten, die sie nicht erwartet haben und die sie sich nur schwerlich vorstellen können.
4. Bei vielen Nachtod-Begegnungen werden Botschaften übermittelt, die ziemlich weit von den tatsächlichen Vorstellungsmöglichkeiten des trauernden Menschen entfernt zu sein scheinen. Dank dieser Botschaften sieht er, was er braucht, und erreicht dann in erstaunlich kurzer Zeit die tiefgreifende und radikale Veränderung seiner pathogenen Überzeugungen (mit der damit verbundenen Überwindung von Schuldgefühlen und Wut), die jahrelange Psychotherapien oft nicht oder nur unzureichend vermittelt haben.
5. Fast alle Personen, die eine IADC-Erfahrung gemacht haben, sind davon überzeugt, dass sie den geliebten Menschen tatsächlich getroffen haben und der phänomenale Charakter ihrer Er-

fahrung nichts mit dem eines Traums oder einer Halluzination zu tun hat.

6. Bei allen IADC-Erfahrungen, bei denen überprüfbare Informationen übermittelt wurden, haben sich diese als wahr herausgestellt.
7. In einigen Fällen erlebte der Therapeut oder ein Beobachter im Raum die gleichen Bilder wie der Patient und hörte die gleichen Worte, die dieser während seiner IADC-Erfahrung telepathisch empfing. Dieses Phänomen, das zwar selten, aber häufiger auftritt, als man annehmen könnte, wurde überprüft und bestätigt, indem der externe Wahrnehmungsempfänger zunächst seine eigene Erfahrung der IADC des Patienten aufschrieb und erst dann mit dem verglich, was der Trauernde berichtete.

Botkin weist in diesem Zusammenhang auch auf die *starken Ähnlichkeiten zwischen IADC- und Nahtod-Erfahrungen (NTE)* hin.
Schauen wir uns die wichtigsten davon an.

- Wenn es keine persönliche Beziehung zwischen dem Hinterbliebenen und dem Verstorbenen gibt, berichten die Personen, die eine IADC-Erfahrung gemacht haben, oft, dass sie das Bild des Ablebens des Verstorbenen gesehen haben und Zeuge des Moments wurden, in dem die Seele den Körper verlassen hat. Das entspricht genau den Beschreibungen der Menschen, die aus einem vorübergehenden Zustand des Todes zurückgekehrt sind.
- Während einer IADC-Erfahrung wird die geliebte Person (mit den oben erwähnten Ausnahmen, auf die wir gleich noch zurückkommen werden) als heiter und glücklich wahrgenommen, genau so, wie es auch von Betroffenen berichtet wird, die eine Nahtod-Erfahrung gemacht haben.

- Die Verstorbenen werden beschrieben, als hätten sie eine Prüfung ihres Lebens vorgenommen, die ihnen ihre eigenen Fehler bewusst gemacht hat, und als seien sie auch daran interessiert, das Leid, das sie anderen während ihres irdischen Lebens zugefügt haben, wiedergutzumachen. Dies erinnert in vielem an die Berichte von Menschen, die eine Nahtod-Erfahrung gemacht haben.
- Eine weitere Überschneidung zwischen den beiden Erfahrungen ist die Tatsache, dass die Verstorbenen, die für schlimme Taten gegenüber anderen verantwortlich waren, bei eingeleiteten Nachtod-Begegnungen traurig und zerknirscht erscheinen und sich in einer grauen, schwach beleuchteten Umgebung befinden. Das entspricht exakt den bei den Nahtod-Erfahrungen wahrgenommenen Seelen, die eine schwach beleuchtete Welt bewohnen und sich nicht zum Licht bewegen können, bis sie eine höhere Stufe der persönlichen Entwicklung erreicht haben.
- Die Liebe, die vom Verstorbenen während einer IADC-Erfahrung übermittelt wird, entspricht dem stärkeren Bewusstsein für den Wert der Liebe, das von den Betroffenen nach einer Nahtod-Erfahrung als das höchste Privileg bezeichnet wird, das man durch sie erlangt hat.
- Bei den Nachtod- und Nahtod-Erfahrungen sind die wunderschönen, von schillerndem Licht erfüllten Naturlandschaften dieselben, ebenso wie das Gefühl von Frieden, Freude und Glückseligkeit, das von ihnen ausgeht.
- Menschen, die beides erlebt haben, sowohl Nachtod- als auch Nahtod-Erfahrungen, erklären, dass es sich einfach um zwei verschiedene Perspektiven handelt, aus denen man mit derselben Realität in Kontakt kommt.

An dieser Stelle wollen wir auch kurz auf die Unterschiede zwischen spontanen Nachtod-Kontakten und eingeleiteten Nachtod-Kontakten (IADC) eingehen. Bei den spontanen Nachtod-Kontakten steht die Phänomenologie der Erfahrungen im Vordergrund, während eingeleitete Nachtod-Begegnungen in der Regel länger andauern, inhaltsreicher und multisensorischer sind. Außer diesem Unterschied weist Botkin noch auf einen zweiten hin, der diesmal klinischer Natur ist. IADC-Erfahrungen beschleunigen nicht nur wie die spontanen Nachtod-Kontakte die Trauerprozesse, sondern treiben sie fast immer in ein viel fortgeschritteneres Stadium voran. Das liegt zum einen daran, dass es sich um verstärkte Formen von Nachtod-Kommunikation handelt, und zum anderen daran, dass sie bei Bedarf wiederholt werden können, um die Kommunikation mit dem Verstorbenen zu vertiefen. Mit anderen Worten: Wenn etwas ungelöst bleibt, kann eine neue IADC-Sitzung durchgeführt werden, ohne dass sich der Betroffene erneut dem Schmerz des Verlustes stellen muss, also durch direkte Einleitung.

Um die IADC-Erfahrungen besser verstehen zu können, sollte man sich mit den in der Literatur beschriebenen Fällen vertraut machen. In diesem Zusammenhang kann ich den Leserinnen und Lesern nur dringend empfehlen, Botkins ausgezeichnetes Buch (2005) zu lesen, das auch ins Deutsche, Italienische und Französische übersetzt wurde[4]. Im folgenden Kapitel werde ich näher auf die Phänomenologie der IADC-Erfahrungen eingehen, indem ich ihre verschiedenen Aspekte anhand von Auszügen aus Protokollen von Fällen, die ich begleitet habe, veranschauliche.

---

4 Eine Beschreibung der IADC-Therapie findet sich außer im Buch »Zwischen Trauer und Versöhnung« von Botkin (2005, dt. 2009) auch im Werk von Grodhues und Stockmar: »Wie eine Welle vom anderen Ufer. Nachtod-Begegnungen zwischen Kunst und Psychotherapie« (2011). Dr. Juliane Grodhues hat in Saarbrücken das *Allan Botkin Institut Deutschland* gegründet, ist IADC-Ausbilderin und Koordinatorin der IADC-Psychotherapeuten in Deutschland.

5.

Wiederbegegnungen

Viele Steinchen eines einzigen Mosaiks

IADC-Erfahrungen können, wie bereits beschrieben, auf allen Sinnesebenen erlebt werden. Hauptsächlich können die Patienten die verstorbenen nahestehenden Menschen sehen. Es handelt sich also um eine nicht physische, sondern um eine rein mentale Wahrnehmung und nicht um eine Imagination. Das wird vor allem deutlich, wenn man die trauernde Person bittet, den Grad der »Auflösung« des Bildes anzugeben, das sie sieht. Man kann z. B. fragen: »Wenn Sie den Auflösungsgrad Ihres Bildes auf einer Skala von 0 bis 10 angeben müssten (0 = Fehlen jeglicher Art von Bild; 10 = klare visuelle Wahrnehmung), auf welcher Stufe würden Sie dann das Bild, das Sie gerade gesehen haben, einordnen?« Wenn der Betroffene sich nur etwas vorstellt, wird seine Bewertung auf der Skala niedrig oder mittel ausfallen. Wenn er hingegen eine visuelle Erfahrung während einer IADC-Sitzung macht, wird die Bewertung von vornherein sehr viel höher (am oberen Ende der Skala) ausfallen und sich anschließend noch weiter in Richtung des Spitzenwerts steigern.

Auch an der Beschreibung der Erfahrung merken wir, dass der Trauernde tatsächlich etwas wahrnimmt und sich nichts einbildet. Es handelt sich in der Regel um Beschreibungen, die sich gleichzeitig durch eine Fülle von Details und große Sicherheit auszeichnen. Drittens handelt es sich um Bilder, die der Trauernde weder geplant noch vorhergesehen hat und die nicht von ihm gesteuert werden können. Sie treten also völlig unwillkürlich auf, genau wie die mit dem Auge wahrnehmbaren Bilder. Diese Bilder werden in der Regel im Anschluss an eine Augenbewegungs-Sequenz mit geschlossenen Augen wahrgenommen, können aber manchmal auch mit offenen Augen auftreten.

Schauen wir uns einmal einige Beispiele an, die, wie alle in diesem Kapitel vorgestellten, die Personen im Dialog mit ihren verstorbenen Angehörigen und im Zusammenhang mit der jeweiligen Beziehung zu ihnen zeigen.

Eine Ehefrau, die ihren Ehemann sieht, erzählt: »Das Bild ist ganz klar. Aber vielleicht ist es auch nur das, was ich sehen möchte.« Doch dann bestätigt sie: »Ich habe ihn lächeln gesehen. Er hatte ein Hemd an und seine Brille auf. Das Bild war noch klarer. Es ging ihm gut!«

Eine andere Frau, die ihren Mann verloren hat, erzählt: »Ich sehe sein Gesicht direkt vor mir, er wirkt völlig zufrieden. Das Bild ist recht scharf. Sein Gesicht ist ganz lebendig. Ich konnte dem Drang nicht widerstehen, ihn zu küssen.«

Eine Frau sieht ihre Mutter und beschreibt es folgendermaßen: »Ich sehe sie wie früher, ganz aufrechtstehend in einem roten Kleid. Sie sieht glücklich aus und ist etwa 60 Jahre alt. Sie kommt auf mich zu. Sie bewegt sich. Sie bewegt sich von links nach rechts und lächelt dabei.«

Eine Frau, die ihren Mann verloren hat, beschreibt: »Ich habe sein Gesicht gesehen, er hat mich auch gesehen und hatte Tränen in den Augen, vor Rührung und vor Freude. Das Bild ist ganz klar.«

Eine Mutter sieht ihre Tochter und erzählt: »Ich sehe, wie sie aus dem Grab steigt. Während ich sie mir vorher vorstellte, indem ich mich an sie erinnerte (*als sie sich auf ein Bild in ihrer Erinnerung konzentrierte, das sie mit dem Schmerz ihres Verlustes in Kontakt brachte, Anm. d. Red.)*, sehe ich sie jetzt.« Die Mutter öffnet die Augen und beschreibt ihre Wahrnehmung: »Ich sehe sie auch mit offenen Augen. Sie ist fast durchsichtig.«

Mutter: »Macht es dir etwas aus, dass ich dir all diese Fragen stelle?«
Sohn: »Nein, wir haben noch sehr viel zu besprechen. Aber jetzt gebe ich dir einen Kuss, und wir hören uns dann morgen wieder.«
Mutter: »Er winkt immer noch mit der Hand. Ich sehe ihn auch mit offenen Augen.«

Die trauernde Person sieht den geliebten Menschen zufrieden, gesund und in der Regel in einer jüngeren Version. Schauen wir uns hierzu einige Zeugnisse an.

Sohn: »Ich habe meinen Vater gesehen, aber viel jünger, als er um die 40 war. Er steht zu meiner Rechten, und es geht ihm gut.«

Eine Frau, die ihre Großmutter verloren hat, berichtet: »Anstelle ihrer 98 Jahre sah sie immer noch wie 85 aus, und sie stand ganz aufrecht da!«

Eine Frau erzählt, wie sie ihre Mutter gesehen hat: »Sie hatte einen Rock an, den sie immer sehr geliebt hat, den ich aber immer furchtbar hässlich fand. Sie sah auch einige Jahre jünger aus.«

Betrifft der Verlust jedoch ein Kind oder sogar einen Jugendlichen, kann sein Bild entweder das gleiche Alter wie zum Zeitpunkt des Ablebens oder ein höheres Alter widerspiegeln.

Eine Mutter redet mit ihrer verstorbenen Tochter: »Bist du gewachsen?«
Tochter: »Siehst du nicht, dass ich größer geworden bin? Ich bin sogar größer als du!«

Ein Mann, der seine Schwester sieht, die starb, als er noch ein Jugendlicher war, berichtet: »Sie hat mich angeschaut. Sie schien ein bisschen älter, erwachsener geworden zu sein. Ihr Gesicht ist noch gleich, aber jetzt ist sie schon mehr eine Frau, erwachsener.«

Bei der verbalen Kommunikation erfolgt die Übermittlung von Gedanken von Geist zu Geist, d. h. auf telepathische Weise.

Mutter: »Ich höre ihre Stimme nicht, aber ihre Gedanken bekomme ich direkt übertragen.«

Vater: »Ich höre zwar seine Stimme nicht, aber seine Gedanken – Gedanken, die von außerhalb von mir kommen. Es ist eine telepathische Übertragung.«

Es handelt sich um Gedanken, von denen der Trauernde spürt, dass sie von seiner verstorbenen geliebten Person kommen. Stellt man ihr eine Frage, kommt die Antwort schnell, noch bevor er Zeit hatte, darüber nachzudenken. Diese Gedanken sind sehr klar definiert und oft sehr verständlich formuliert.

Sohn (*in Bezug auf die telepathische Kommunikation seiner Mutter)*:
»Es ist, als würde ich ihre Stimme hören.«

Die telepathische Kommunikation kann auch durch die direkte Übermittlung von Bedeutungen erfolgen, die erst später in Worte übersetzt werden. In diesem Fall werden sie in wesentlich kürzerer Zeit wahrgenommen, als es für eine durch Worte vermittelte Kommunikation erforderlich wäre.

Die telepathische Kommunikation kann sich ebenso wie die visuelle in hohem Maße entwickeln. Die Entfaltung im Laufe der verschiedenen Sequenzen bilateraler Stimulation der Augen kann sich über die gesamte Sitzung, d. h. bis zu zwei Stunden, erstrecken. Diese Ausweitung der Kommunikation unterscheidet sich deutlich von der Nachtod-Kommunikation, die völlig spontan auftritt, d. h. ohne Induktion des rezeptiven (aufnahmebereiten) Zustands. Das ermöglicht dem Trauernden natürlich eine angemessene und umfassende Kommunikationserfahrung, bei der genügend Zeit und Raum für alle Fragen und Antworten bleibt.

Es sei hinzugefügt, dass die Verstorbenen den Hinterbliebenen im Laufe dieser telepathischen Kommunikationen häufig mitteilen, dass diese Nachtod-Kontakte weit über die IADC-Erfahrungen hinaus stattfinden, wenn auch nicht unbedingt offen, sondern eher unterschwellig. Häufig wird der Trauernde darauf hingewiesen, dass diese Art von Kontakt bereits stattgefunden hat und wieder stattfinden wird. Zum Beispiel:

Mutter: »Möchtest du deinem Bruder noch irgendetwas sagen?«
Tochter: »Ja, sag ihm, dass er langsam kapieren soll, dass ich es bin, die mit ihm redet, wenn ihm bestimmte Gedanken kommen.«

Oder:

Mutter: »Wie wirst du mit mir reden?«
Sohn: »Mittels Telepathie.«

Manchmal geht die verbale Telepathie in die auditive Telepathie über.

Frau: »Unser Sohn fühlt sich einsam.«
Mann: »Er ist stark. Hör auf, dir immer Sorgen zu machen.«
Frau: »Aber er hat es mir ganz klar gesagt. Ich habe seine Stimme gehört.«

Oder auch:

Verlobte: »Ich habe seine Stimme gehört!«

Manchmal kann es vorkommen, dass die Mitteilung eines verstorbenen nahen Menschen in schriftlicher Form erfolgt. In diesem Fall liest der Hinterbliebene die ihm übermittelten Sätze.

Ein Enkel fragt seine verstorbene Großmutter, ob sie über seine Homosexualität enttäuscht sei. Als er nach der Augenbewegungs-Sequenz die Augen wieder schließt, sieht er ein großes NEIN in Form einer weißen Wolke vor sich, die sich vor dem Hintergrund des blauen Himmels abhebt.

Bei einer anderen Gelegenheit bittet eine Trauernde um schriftliche Antworten, weil sie telepathische Antworten nicht hören könne. Ihr Vater war Arzt, und sie versucht, von ihm zu erfahren, welches Medikament für eine seltene Krankheit wohl am besten geeignet wäre, an der ein Familienmitglied erkrankt ist und für die es noch keine anerkannte Behandlungsmethode gibt.

Tochter: »Papa, welches Medikament soll ich deiner Meinung nach anwenden?«
Nachdem sie die Frage gestellt hat, beschreibt die Tochter dem Psychotherapeuten die Situation folgendermaßen: »Ich habe Papa gese-

hen. Er hatte seinen Arztkittel an. Er hat geredet, aber ich habe nichts gehört. Dann hat er gelächelt und hat die Arme mit den Handflächen nach oben gen Himmel erhoben, als wollte er sagen: ›Ich rede mit dir, aber scheinbar kommen meine Worte nicht bei dir an…‹« Daraufhin wandte sie sich erneut an ihn: »Papa, könntest du mir das Ganze nicht schriftlich mitteilen? Vielleicht können wir so miteinander kommunizieren.« Anschließend erzählt die Tochter dem Therapeuten, dass sie den Namen des Medikaments gelesen hat. Sie wendet sich daraufhin erneut an den Vater.
Tochter: »Bilde ich mir das ein oder gibst du mir die Antwort?«
Vater (*über schriftliche Mitteilung*): »Ja, das bin ich.«
Tochter: »Es ist also … (*sie liest den Namen des Medikaments vor*).«
Vater (*über schriftliche Mitteilung*): »Ja.«
Tochter: »Sag mal, hast du deine Schrift verändert?«
Vater (*über schriftliche Mitteilung*): »Ja.«

Die Erfahrung einer eingeleiteten Nachtod-Kommunikation kann auch taktil (spürbar, fühlbar) sein. Hier einige Beispiele:

Frau: »Er hat mich angelächelt und mir einen Kuss gegeben. Ich spüre seine Lippen auf meinen. Er hat seinen Arm um meinen Hals gelegt. Das habe ich ganz deutlich gespürt.«
Frau: »Ich sehne mich so nach dir. Ich würde dich so gerne berühren.« Dann an den Psychotherapeuten gewandt: »Er hat mich umarmt!«

Ehefrau: »Ich spüre Küsse auf meiner Wange.«

Mutter: »Er hat meine Hände genommen und mir einen Kuss auf die Wange gegeben.«

Mutter: »Ich fühle mich umarmt.«

Mutter: »Ich habe die Umarmung meiner Tochter gespürt, als würde sie mich in einen Schal einhüllen.«

Schwester: »Jetzt fühle ich mich umarmt; es fühlt sich ganz ähnlich an, als wenn man von Wasser umgeben ist.«

Interessant ist die Art der Umarmung der beiden letzten Zeugnisse, die auch andere so empfunden haben. Es ist, als ob die Seele des geliebten Menschen ihre Umarmung über die Grenzen des physischen Körpers hinaus auf den Überlebenden übertragen könnte.

Telepathie kann sich auch auf emotionale und affektive Weise manifestieren.

Ehefrau: »Ich habe ihn gesehen und er hat gelächelt, ganz zufrieden gelächelt. Es ging ihm gut.« Dann fragt sie den verstorbenen Ehemann: »Wie geht's dir denn? Dir scheint es gut zu gehen!« Und dann beschreibt die Frau ein plötzliches Gefühl in sich aufsteigen: »Es ist ein sehr angenehmes Gefühl, ein Gefühl des Wohlbefindens!«

Mutter: »Ich spüre seinen Kummer über meinen Schmerz, sein Mitleid mit mir.«

Mutter: »Sie hat ihre Freude auf mich übertragen, sie hat mich daran teilhaben lassen!«

Auch Gefühle scheinen telepathisch übertragen zu werden.

Eine Tochter erzählt von ihrem Vater: »Ich spüre sein großes Vertrauen in mich.«

Eine andere Tochter, die einen Nachtod-Kontakt mit ihren Eltern erlebt hat, beschreibt es so: »Ich habe gespürt, wie mich eine Welle reiner Liebe erfasst hat … Ich wurde gleichzeitig von Freude und Liebe überschwemmt! Ich habe das Gefühl, dass sie mich weiterhin beschützen.«

Tochter: »Ich habe sie gesehen und wir haben uns wie in einem Kreis an den Händen gefasst.« Dann wendet sie sich wieder an ihre verstorbenen Eltern: »Könnt ihr mir einen Rat, einen Tipp für meine zukünftige Berufswahl geben?« Gleich darauf beschreibt sie ihr Gefühl: »Ich habe ein Gefühl der Bestätigung gespürt und mich beschützt gefühlt.«

Eine Tochter macht sich Sorgen wegen der Liebesbeziehung ihrer Tochter: »Papa, was meinst du?«
Vater: »Mach dir keine Sorgen.«
Tochter: »Ich spüre sein Gefühl des Vertrauens.«

Dieselbe Frau hat anschließend ihren verstorbenen Mann gefragt, ob er ihren Kindern eine Botschaft übermitteln wolle: »Ich habe seine väterliche Liebe gespürt! Die Liebe zu unserem Sohn, besonders jetzt, da er gerade selbst Vater geworden ist. Er sagte mir, ich solle ihm sagen, dass er da sei. Für unsere Tochter spürte ich seinen Stolz.«

Und den Moment des Abschieds von ihrem Mann beschreibt sie so: »Ich habe wieder das Gefühl der Liebe gespürt. Ich bat ihn: Lasse es mich noch etwas länger spüren. Und da kam erneut dieses Gefühl der Liebe über mich.«

Mutter (*an die verstorbene Tochter gewandt*): »Möchtest du noch etwas hinzufügen?«
Tochter: »Ich habe dich lieb, Mama.«

Mutter: »Ich habe ihre Liebe gespürt, wie eine telepathische Gefühlsübertragung.«

Zu Beginn kommt es oft vor, dass der Trauernde, sobald eine visuelle Wahrnehmung oder eine andere Form der Sinneserfahrung auftaucht, sich und den Therapeuten fragt, ob das Wahrgenommene von ihm selbst erzeugt wird, d. h. ein halluzinatorisches Phänomen ist, oder von einer externen, von seinem Verstand unabhängigen Quelle kommt und daher ein objektives Ereignis ist. In diesen Fällen empfehle ich immer, die Frage auf einen späteren Zeitpunkt zu verschieben, wenn der Betroffene aufgrund neuer Erfahrungsmomente über mehr Material verfügt und somit die Art seiner Wahrnehmung besser beurteilen kann. Im Verlauf der Erfahrung verliert der Trauernde dann seine anfängliche Skepsis, was sich an seiner zunehmenden emotionalen Beteiligung zeigt.

Wie bereits erwähnt, kann der Trauernde die verstorbene Person sehen. Welches Szenario geht mit dieser Wahrnehmung einher? Da gibt es drei Möglichkeiten:

Die Begegnung kann in der Praxis des Psychotherapeuten, in irdischen Umgebungen oder im Kontext jenseitiger Landschaften stattfinden. Letztere bestehen meist aus Wiesen mit saftig-grünem Gras, Bäumen, Blumen in allen Farben, Schmetterlingen, Regenbögen, Meeren, Bergen, Wasserfällen, Seen usw. Die Farben sind meist sehr intensiv und leuchtend.

Tochter: »Wie ist das Jenseits, Mama?« Nach dieser Frage beschreibt die Trauernde die von ihr wahrgenommene Landschaft: »Ich habe blau-violette Blütentrauben und gelbe Blumen wie Margeriten, aber mit mehr Blütenblättern, gesehen. Außerdem gab es auch einen Regenbogen. Die Farben waren sehr leuchtend.«

Tochter (*wieder im Gespräch mit der Mutter*): »Es sieht künstlich aus.«
Mutter: »Nein, es ist wirklich so.«

Manchmal kann der Trauernde, nachdem er den geliebten Menschen etwas über vergangene Ereignisse gefragt hat, die Dinge aus der Sicht des Verstorbenen sehen, d. h. dessen visuelle Erfahrung aus erster Hand wiedererleben.

Zu Beginn ihrer IADC-Erfahrung erlebt eine Mutter aus erster Hand, ohne die Bedeutung sofort verstehen zu können, was ihr Sohn später als einige der Momente beschreibt, die auf seinen eigenen physischen Tod folgten.

Mutter: »Ich glaube, ich sehe einen Nachthimmel; er ist sternenklar. Ich bin in einem Weinberg mit Reihen von Reben oder vielleicht Obstbäumen. Sie sind grün, sie haben gerade ausgeschlagen. Man kann etwas sehen, obwohl es Nacht ist; in Wirklichkeit haben wir Abenddämmerung. In der Ferne sieht man noch den hellroten Streifen des Sonnenuntergangs. Ich bin auf der Reise. Ich laufe durch diese Baumreihen. Alles fliegt an mir vorbei. Ich bin schnell unterwegs. Es hört nie auf. Es fühlt sich an, als ob man gegen die Gegenstände vor einem läuft, aber dann weicht man doch aus. Es sind die Bäume, die vorbeifliegen. Der Hintergrund ist dunkel. Jetzt hebe ich ab und fliege über diesen Obstgarten. Ich sehe ihn kleiner und weiter weg, von oben. Jetzt habe ich angehalten und fliege langsam in die entgegengesetzte Richtung. Ich kehre zurück, aber ich fliege langsam. Unten ist der Obstgarten. Es ist eine Landschaft, die ich nicht kenne. Jetzt habe ich gestoppt und bewege mich nach links. Jetzt habe ich wieder angehalten.«

Einige Zeit später bekommt die Mutter eine Erklärung dafür.
Mutter: »Warum habe ich vorher all diese Dinge gesehen?«

Sohn: »Du hast einen Teil meiner Reise gesehen, Mama.«

Eine Tochter möchte von ihrem verstorbenen Vater wissen, ob er nach seinem Tod auf irgendeine Weise der Taufe des Enkels beigewohnt hat.

Tochter: »Warst du bei der Taufe dabei?«
Vater: »Ja, auch ich war da.«

Tochter: »Ich sehe die Taufszene, die mein Vater gesehen hat, aber von einem erhöhten Standpunkt aus, in der Kirche. Ich weiß, dass Papa etwas weiter oben sitzt als ich.«
Wieder an ihren Vater gewandt sagt sie: »Es tut mir so leid, dass du dir da oben ein Plätzchen suchen musstest …«
Vater: »Von hier oben hatte ich eine super Aussicht.«
Tochter: »Du hattest wirklich eine gute Aussicht?«
Vater: »Mir ging es gut. Mach dir keine Gedanken. Mir ging es wunderbar. Ich hab alles gesehen.«

Bei der näheren Betrachtung der phänomenologischen Formen der IADC-Erfahrung haben wir schon einige ihrer Inhalte kennengelernt. Gehen wir an dieser Stelle noch einmal genauer darauf ein und versuchen wir, sie näher zu ergründen. Die trauernde Person kann viele Informationen erhalten. Zwei davon haben wir bereits kennengelernt, die allgemeiner Natur sind: Der geliebte Mensch ist noch da und ist glücklich. Dass der andere noch lebt, wenn auch auf immaterielle Weise, ist eine Erkenntnis, die sich durch die gesamte IADC-Erfahrung zieht, vom Beginn bis zum letzten Moment der Verabschiedung. Wie bereits erwähnt, neigt der Hinterbliebene in den ersten Momenten der Erfahrung zum Zweifeln, ob die Wahrnehmungen des Verstorbenen in Wirklichkeit nicht doch das Ergebnis von Halluzinationen seines eigenen Geistes sind. Das ist jedoch eine Übergangsphase. Im Laufe der Erfahrung kommt der Trauernde in der Regel zu der Überzeugung, dass die Existenz des geliebten Menschen nicht mit seinem physischen Tod zu Ende ging, sondern eher einen Übergang erlebt hat, der ihn in einen neuen und anderen Zustand versetzt hat. Verstehen wir uns richtig: Die Überwindung der anfänglichen Verwirrung räumt natürlich nicht jeglichen Zweifel an der Natur der erlebten Erfahrung aus. Stattdessen erleben wir ein in gewissem Sinne paradoxes Phänomen. Die Liebe zu dem geliebten Menschen kann den Trauernden dazu bringen, eine unzweifelhafte, sichere und absolute Gewissheit zu suchen, dass dieser seinen eigenen Tod überlebt hat. Es geschieht also etwas, das im Gegensatz zu dem steht, was man leicht glauben könnte, und das natürlich von jenen angeführt wird, die Skepsis gegenüber der objektiven Natur der während der IADC-Erfahrungen auftretenden Wahrnehmungen äußern. Der Wunsch zu glauben, führt nicht zu Leichtgläubigkeit, sondern im Gegenteil zum Zweifel. Was trauernde Menschen bei IADC-Sitzungen suchen, ist keine tröstliche Illusion, sondern die Wahrheit; und gerade weil sie diese so sehr suchen, sind sie geneigt, mehr zu zweifeln, als sie es wahrscheinlich getan hätten, wenn die Frage der Objektivität sie nicht so persönlich und dramatisch betroffen hätte. Aber das Streben nach absoluter Gewissheit ist eigentlich etwas, das uns Menschen nicht zusteht, egal in welchem Erkenntnisbereich, ob persönlich oder wissenschaftlich. Daher bleibt auch im Hinblick auf das Leben nach dem Tod, einschließlich des Lebens unserer Lieben, nur die Möglichkeit einer hinreichenden Gewissheit. Die Überzeugung, dass der geliebte Mensch noch da ist, entwickelt sich also in einer dialektischen Spannung zwischen dem Impuls des Zweifelns, der durch den Wunsch nach Wissen genährt wird, und der Tendenz, sich selbst zu überzeugen, die durch die mentale Verarbeitung aller Daten aus der IADC-Erfahrung genährt wird. Die Zeit spielt für uns, und eine umfassendere Verarbeitung alles Erlebten trägt dazu bei, dass sich der Glaube, dass der geliebte Mensch noch da ist, allmählich verfestigt. Natürlich gibt es noch einen weiteren Grund, der Zeit für die Assimilation erfordert: die Außergewöhnlichkeit der IADC-Erfahrung. Ihre Außergewöhnlichkeit kann ihrerseits zu Unsicherheit und Nachdenklichkeit führen. Ein dritter möglicher Grund für die Schwierigkeit, den Inhalt der IADC-Erfahrungen kohärent zu integrieren, ist schließlich in unserer Kultur begründet, die dahin tendiert, jegliche Nachtod-Kommunikation zu negieren oder sie bestenfalls als etwas Bemitleidenswertes oder höchstens mit Sarkasmus zu Bewertendes zu betrachten. Deshalb habe ich auch eine Gruppe von IADC-Klienten organisiert, in der jeder seine Erfahrungen mit den anderen teilen kann und im Gegenzug die Möglichkeit bekommt, sich die der anderen anzuhören. Es ist erstaunlich, dass die IADC-Erfahrung trotz der oben genannten Schwierigkeiten bei allen, die sie erleben, eine tiefgreifende Veränderung der Überzeugung über das Schicksal ihres verstorbenen Angehörigen bewirkt. Das zeigt sich nicht nur an dem, was sie sagen, sondern vor allem an der emotionalen Veränderung, die sie nach einer solchen IADC-Erfahrung erleben.

Eine Frau bekommt von ihrem verstorbenen Ehemann auf poetische Weise bestätigt, dass er immer noch da ist.

Frau (*an den Psychotherapeuten gewandt*): »Ich sehe den Mond, ganz klar.«
Daraufhin wendet sie sich an ihren Mann und fragt: »Warum der Mond?«
Ehemann: »Das Bewusstsein stirbt nie, es ist immer da, wie der Mond.«
Frau: »Willst du damit sagen, dass der Mond immer da ist, auch wenn wir ihn nicht sehen?«
Ehemann: »Klar, er ist immer da, auch wenn er nicht scheint.«

Als zweite Erkenntnis ergibt sich aus den IADC-Erfahrungen, dass es der verstorbenen geliebten Person gut geht. Das kommt in verschiedenen Aspekten zum Ausdruck: Der Verstorbene erscheint gesund, glücklich, ist tendenziell jünger, kann seine Freude telepathisch übertragen, ist mit anderen geliebten Menschen zusammen, zu denen er eine Beziehung der Zuneigung und Gemeinsamkeit hat, befindet sich an einem »Ort«, der sich durch eine wunderschöne natürliche Umgebung auszeichnet, kann spielerischen und vergnüglichen Aktivitäten nachgehen, kümmert sich um Bedürftige, zeigt Interesse an Studium und Lernen, kann sich frei im Raum bewegen und auch in der Zeit, um die guten Zeiten seiner irdischen Vergangenheit wiederzuerleben (und sich nicht nur an sie zu erinnern), nimmt an fröhlichen Familiensituationen teil, an denen auch die noch Lebenden teilnehmen, zeigt eine größere persönliche Reife, zeigt Sinn für Humor. Kurzum, das Gesamtbild, das sich dem Trauernden bietet, zeigt ihm, dass seine verstorbenen Angehörigen oder Freunde sich in einem ausgesprochen positiven Zustand befinden, was für ihn eine Quelle der Beruhigung und Erleichterung ist. Und sie selbst sagen ja auch, dass es ihnen gut geht und sie glücklich sind. Schauen wir uns an, wie sich diese Elemente in den Erfahrungen der Trauernden darstellen.

Sohn: »Mama, hier herrscht Heiterkeit und Freude, ohne Sorgen. Ein Zustand der Gnade ohne Angst. Es ist eine andere Dimension, Mama. Ohne Ängste, ohne Grausamkeiten. Hier leuchtet ein warmes Licht. Und dann bin ich nicht allein. Abgesehen davon, dass ich immer in deiner Nähe bin. Hier ist alles einfacher. Ich renne, Mama (in seinem irdischen Leben konnte er dies aus gesundheitlichen Gründen nicht). Ich bin glücklich, Mama. Ich bin glücklich.«

Wir stellen fest, dass hier warmes Licht erwähnt wird. Das ist ein Element, das sich auch in vielen anderen Berichten wiederholt. Es ist, wie gesagt, ein Licht, das warm im gefühlsmäßigen Sinne ist und Liebe ausstrahlt. Das Licht ist fast eine Konstante der IADC-Erfahrungen. Die Verstorbenen beschreiben es oft als das Licht, von dem sie aufgenommen wurden.

Mutter: »Wie hast du den Übergang erlebt?«
Sohn: »Da war nichts, Mama: Ein dumpfer Schlag und dann ein Licht.«
Mutter: »Wer ist das Licht?«
Sohn: »Die absolute Liebe.«

Das Licht ist darüber hinaus Teil der Umgebung im Jenseits.

Mutter eines Trauernden: »Wir sind von einem hellen Licht eingehüllt.«

Vater, der seinen Sohn verloren hat: »Es ist, als ob sich in dieser Dimension des Lichts alle meine und seine Zellen und Atome vermischen würden. (Daraufhin beschreibt der Vater die Wahrnehmung dessen, was sein Sohn nach dem Übergang gesehen hat). Ich sehe eine Villa und viele bunte Blumen, darunter jede Menge Margeriten. Das Gras ist saftig grün, fast smaragdgrün. Der Himmel ist blau. Es sieht aus wie der Eingang zu einem Tal, ein Ort des Willkommens. Man kann das Ende der unendlich langen Allee nicht sehen. Überall ist sehr viel Licht.«

Die Mutter desselben Jungen beschreibt folgende Szene: »Ich sehe ihn im Licht wandeln. Es ist kein blendendes, sondern ein warmes Licht. Er läuft auf einem weißen Weg.«

Ehefrau: »Gibt es dort Landschaften? Wie sehen sie aus?«

Ehemann: »Da ist zum einen ganz viel Licht und die Landschaften sind schön. Ein bisschen wie in den Dolomiten, erinnerst du dich?«

Schwester: »Wo bist du?«
Bruder: »Ich bin im Licht.«

Sohn: »Wie geht's dir?«
Mutter: »Ach Schätzchen, hier ist es wunderschön.«
Sohn: »Ich sehe Treppen, die zu einem Licht hochführen, das alles einhüllt.«

Häufig scheint das Licht auch von der Gestalt der verstorbenen Person auszustrahlen.

Mutter: »Er umarmt mich, ich spüre es! Wie geht's dir? Da ist ein Licht: Das ist er! Ich kann sein Gesicht sehen. Und sein Kopf ist wie von einem Glorienschein umgeben.«

Ehefrau: »Hast du meinen Vater und meine Mutter gesehen? Sind sie dir entgegengekommen, als du auf der anderen Seite angekommen bist?« Dann beschreibt sie, was sie sieht: »Er umarmt sie beide. Sie sind von einem Licht umgeben.«

Das Licht erscheint auch als direkte Manifestation der geliebten Verstorbenen.

Enkelin: »Oma, wie geht's dir? Es tut mir so leid, dass du so leiden musstest.« Gleich darauf hat sie eine visuelle Wahrnehmung: »Ich habe eine riesige wohlwollende Kreatur gesehen, ein goldenes Licht, groß und gütig.«

Sohn: »Der Lichtschein, den ich sehe, bist du das?«
Mutter: »Ich und Papa.«

Mutter: »Ich habe ganz viel weißes Licht gesehen. Es strömt in warmen Wellen auf mich zu. Ich spüre, dass es von außen kommt und mir Ruhe und Gelassenheit vermittelt. Jetzt hat die Lichtwelle eine Pirouette vollführt. Sie lächelt freudig und streckt ihren Arm aus.« Dann an ihre verstorbene Tochter gewandt: »Bist du das warme Licht?«
Tochter: »Ja, Mama.«
Mutter: »Ich empfange dieses Licht. Ich spüre Wellen von diesem Licht, das orange und rosa ist, zarte Farben, wie der Himmel bei Sonnenuntergang. Es strahlt eine emotionale Wärme auf mich aus.«

Das Licht wird auch als göttlich beschrieben.

Ehemann: »Ich bin in Gottes Hand.«
Ehefrau: »Du glaubst es also jetzt?«
Ehemann (*ganz sichtbar, oberhalb und links von seiner Frau, heiter und gelassen*): »Es ist wie ein Licht.«

Mutter: »Was ist dieses Licht?«
Sohn: »Es ist das Licht Gottes.«
Mutter: »Welchen Gottes? Von welcher Kirche?«
Sohn: »Der Gott von allen, der oberste Gott.«

Mutter: »Was macht ihr denn dort?«
Tochter: »Wir erfreuen uns am göttlichen Licht.«

Andererseits gibt es auch Berichte, die vor menschlichen Vorurteilen zu warnen scheinen.

Ehemann: »Es ist hier sehr hell. Aber Gott habe ich noch nie gesehen.«
Ehefrau: »Was willst du damit sagen: ›Gott habe ich noch nie gesehen?‹«
Ehemann: »Da ist ein warmes Licht, das dich liebevoll zu umgeben scheint. Aber es gibt keine göttliche Gestalt, nur dieses enorme Licht.«

In der folgenden Beschreibung erklärt die verstorbene Mutter der Klientin, dass Gott nicht existiert, womit sie allerdings den Gott der gängigen religiösen Vorstellungen meint.

Mutter: »Gott gibt es nicht. Es gibt eine Gottheit. Es ist ein Gott, aber nicht der der Kirchen.«

Manche Trauernde, die längere Zeit vor dem Licht verbracht haben, geben ihre eigene Beschreibung davon ab.

Ein Mann, der seine Mutter verloren hat, beschreibt es so: »Ich sehe das Leuchten. Ich spüre das Licht. Es ist so schön. Wie die Ruhe und Sicherheit, die mir meine Freundin immer vermittelt hat. Alles kommt ins Lot. Wenn ich an dieses Licht denke, werden die Probleme kleiner. Der Ärger vergeht. Als ob sich die schwarze Wolke der Negativität lichtet. Als ob alles neu gezeichnet wird. In der Gegenwart des Lichts legt sich das Gefühl der Unruhe. Als ob alle Scherben eines zerbrochenen Glases sich wieder perfekt zusammenfügen, als ob es nie zerbrochen wäre. Es gibt ein *Restituito ad integrum*, die Wiedererlangung einer verlorenen Unversehrtheit. Mithilfe dieses Lichtes lässt sich ein versteckter Sinn erkennen, selbst wenn er absurd erscheinen mag, wie beim Verlust meiner Mutter.«

Eine Frau, die ihren Freund verloren hat, drückt es so aus: »Die Sonnenstrahlen liebkosen mich. Es ist keine starke Sonne vorhanden, aber ich habe die Sonne gesehen und ihre Wärme gespürt. Es hat sich wie eine Umarmung angefühlt. Es war keine rein thermische Wärme, sondern eine Gefühlswärme. Aber diese Wärme ist nicht nur Liebe; das wäre zu simpel erklärt. Man fühlt sich in seinem ganzen Wesen, in seinem Innersten, von einer Gelassenheit, einem Glück umhüllt. Sie hüllt dich ein und erfüllt dich.«

Eine Mutter: »Es ist ein Licht, das eine Heiterkeit, Harmonie und unendliche Leichtigkeit vermittelt. Es ist das Licht Gottes, und meine Tochter befindet sich in diesem Licht Gottes. Das ist eine mystische Erfahrung. Es ist Licht, das aus reiner Liebe und Harmonie besteht. Mir fehlen die Worte, um es richtig zu beschreiben. Es ist ein außerirdisches Licht voller Liebe und Reinheit. Es ist unbeschreiblich. Am ehesten könnte man es als Harmonie bezeichnen, eine ruhige Harmonie. Es ist alles in Ordnung, alles gut, alles richtig. Du bist ganz in diesem Licht. Es ist frei von allen Konflikten, Schwierigkeiten und Problemen, die wir Menschen auf Erden haben. Es fühlt sich vollkommen richtig und rein an, nichts kann schiefgehen. Nichts als tiefe Harmonie, eine vollkommene, absolute, einhüllende Harmonie. […] Es ist eine unfassbare Ausstrahlung von Liebe.«

Angesichts dieser Zeugnisse kommen wir nicht umhin, uns auch mit Nahtod-Erfahrungen zu befassen, insbesondere mit dem, was Menschen bei ihrer Begegnung mit dem Licht erlebt haben. Die Ähnlichkeit ist frappierend.

Manchmal kann man auch den Eindruck bekommen, dass es dem verstorbenen Angehörigen schlecht geht, aber das ist meist ein vorübergehender, illusorischer Eindruck.

Enkel: »Wie geht's dir, Oma?«
Oma: »Mir tun die Füße weh.«
Enkel: »Warum, Oma?«

In diesem Moment sieht der junge Mann eine Szene: Es ist seine Großmutter, noch blutjung, die fröhlich einen Boogie-Woogie tanzt, einen berühmten Tanz, der nach dem Zweiten Weltkrieg in Mode war. Sie tanzt ihn mit einem jungen Kerl und ist barfuß. Was also zunächst eine Antwort mit negativem Inhalt zu sein schien, offenbart sich stattdessen als ein Glückszustand voller Vitalität.

Man beachte hier die Ironie der Großmutter, deren Witz und Humor während der gesamten Erfahrung immer wieder aufblitzt. Ironie und Sinn für Humor kommen bei den IADC-Erfahrungen häufig vor. Hier ein weiteres Beispiel.

Mutter: »Kommst du mich dann abholen?« (*Sie meint damit am Ende ihres Lebens.*)
Unmittelbar danach bekommt sie die Antwort: »Ich habe ihn in einem Oldtimer vom Anfang des Jahrhunderts gesehen, mit der Trompete, die er immer spielte!«

Wie wir bereits gesehen haben, ist eine der Informationen, die die Trauernden beruhigt, dass sie ihren Angehörigen in der Gesellschaft von Menschen sehen, die ihn lieben.

Tochter: »Ist Papa bei dir?«
Mutter (*vergnügt lächelnd*): »Ja, wir sind zusammen. Den kriege ich nicht mehr los!«

Tochter: »Ich weiß nicht, ob ich das bin, die spricht, oder du.«
Vater: »Ich bin hier und werde immer hier sein. Und du musst das glauben.«
Tochter: »Papa, hast du auch die Großeltern getroffen?«
Vater: »Ja, klar.«
Tochter: »Oma, bist du beim Papa?«
Oma: »Ja, wir sind alle zusammen.«
Tochter: »Ich hab's gesehen, Oma!«

Nichte: »Tante, trifft man sich da, wo du jetzt bist, wieder mit anderen? Verbringt man im Jenseits ein gemeinsames Dasein mit anderen?«
Tante: »Ja, man trifft sich wieder. Man ist zusammen, aber man kann es nicht verstehen, bis man diesen Zustand erlebt.«
Nichte: »Und du bist mit meiner Schwester zusammen?«
Tante: »Ja, wir können zusammen sein, wann immer wir wollen.«

Interessanterweise tauchen häufig auch andere verstorbene Angehörige spontan auf, ohne dass sie vom Trauernden gesucht worden wären. Aber vielleicht noch interessanter ist, dass der Trauernde nach Erreichen des Zustands der offenen Aufnahmebereitschaft problemlos auch mit anderen nahestehenden Verstorbenen kommunizieren kann. Keine weitere Vorbereitung ist nötig. Es kann vorkommen, dass der Trauernde seinen Angehörigen fragt, wie es einem anderen Verwandten geht, und dieser sich dann manifestiert. Oder der Psychotherapeut kann den Trauernden fragen, ob er die Gelegenheit nutzen möchte, um auch mit anderen verstorbenen Angehörigen zu kommunizieren. Der Trauernde ist meist erstaunt über diese Möglichkeit. Der Psychotherapeut kann dann weiterfragen: »Gibt es jemanden unter den Verstorbenen, den Sie noch etwas fragen möchten?« Wenn die Person im Zustand der offenen mentalen Rezeptivität dann einem zweiten nahestehenden Verstorbenen eine Frage stellt, kommt es immer oder fast immer zu einem Dialog mit diesem. Diese Kommunikationserfahrungen, die auch mit anderen Verstorbenen, um die man nicht akut trauert, problemlos erlebt werden können, lassen sich natürlich erst recht nicht als Halluzinationen infolge eines sehnlichen Wunsches nach Kontakt erklären. Sie stützen vielmehr die Hypothese, dass alle bei IADC-Erfahrungen erlebten Wahrnehmungen objektiv sein können.

Mutter: »Bist du mit den Großeltern zusammen?«
Dann an den Psychotherapeuten gewandt: »Ich habe ihn Arm in Arm mit meiner Mutter und meinem Vater gesehen.«
Mutter der Klientin: »Er ist hier, hier bei uns.«

Im folgenden Beispiel wird der Vater von der Oma, dem Opa und dem Hund unterstützt, um seinem Sohn zu helfen, seinen Lebensstil zu ändern:

Sohn: »Was meinst du damit, wenn du sagst, ich erlaube dir nicht mir zu helfen?«
Vater: »Du vertraust dich uns nie an. Du bist immer nur auf deine eigenen Gedanken und Ideen konzentriert.«
Sohn: »Wem soll ich mich denn anvertrauen?« Dann beschreibt er mir eine Szene. »Ich sehe meine Oma, meinen Opa und meinen Hund Tommy. Und daneben Papa. Sie alle sind hier, in diesem Sprechzimmer.« Dann wendet er sich wieder an seine Lieben: »Ich fühle mich verloren, verwirrt. Ich weiß nicht, ob das, was ich denke und tue, richtig ist. Ich habe Angst, Entscheidungen zu treffen.«
Oma: »Du musst sanfter, behutsamer werden.«
Sohn: »Tommy knurrt und bellt.«
Vater: »Lebe dein Leben.«

Sohn: »Oma, dieses Wort ›sanft‹ lässt mich zusammenkrümmen, als ob ich Blei im Magen hätte.«
Oma: »Du musst sanft mit dir selber umgehen.«
Sohn: »Jetzt hat Oma genickt und Tommy zu lächeln angefangen.« An den Hund gewandt fragt der Trauernde jetzt: »Und Tommy, was meinst du?« Nachdem er diese Frage gestellt hat, beschreibt er folgende Szene: »Es ist, als ob mich Tommy mit seinen Pfoten auf meinen Schultern umarmt hätte und mich anspornen wollte.« Jetzt richtet er noch einmal eine Frage an den Vater: »Papa, wie soll ich mein Leben leben?« Dann wieder an den Psychotherapeuten gewandt: »Er hat eine Geste gemacht, den Kopf zu senken, als ob er mir sagen wollte: ›Trage deine Nase nicht so hoch.‹«
Jetzt sucht er Rat beim Opa: »Opa, was rätst du mir?«
Opa: »Mache nicht den gleichen Fehler, den ich immer gemacht habe. Behandele die anderen Menschen nicht schlecht.«
Sohn: »Oma, was hat Papa mit seiner Geste gemeint, den Kopf zu senken?«
Oma: »Sei bescheidener.«

Zusammen mit anderen geliebten Verstorbenen manifestieren auch Haustiere ihre Anwesenheit im Jenseits, wie wir gerade gesehen haben. Hier sind zwei weitere Beispiele:

Tochter: »Geht's dir gut?«
Vater: »Ja, sehr gut. Ihr fehlt mir, aber ich sehe euch. Ich liebe euch. Deine Tochter, dich, alle. Hier ist auch Billy, unser kleiner Hund!«
Tochter: »Wie geht's ihm?«
Vater: »Gut. Er rennt herum.«
Tochter: »Siehst du auch unsere Katze?«
Vater: »Ja, sie ist erst vor Kurzem gekommen.«
Tochter: »Geht's ihr gut?«

Vater: »Ja, sie rennt auch herum.«
Tochter: »Billy, erinnerst du dich an mich?«
Billy: »Ja.«
Tochter: »Bist du da?«
Billy: »Ja. Bei deinem Vater.«
Tochter: »Wie geht's dir?«
Billy: »Gut.«
Tochter: »Was machst du?«
Billy: »Ich renne. Hier gibt's auch noch andere Hunde. Und Katzen. Und andere Tiere. Es ist schön. Wir fressen nicht. Wir rennen, träumen, spielen, fliegen und kommen alle gut miteinander aus. Grüße mir Claudio.«

Claudio, so erklärt mir die Tochter, bin ich; Billy grüßt einfach und direkt. Er spricht nicht von mir als Dr. Lalla. Er beschreibt sein Leben im Jenseits mit einfachen Worten. Man hat wirklich den Eindruck, einen Hund sprechen zu hören. Es sei darauf hingewiesen, dass der Hund mit dem Wort »träumen«, wie später vom Vater der Frau bestätigt, die willentliche Erschaffung von Wunschsituationen meint (und dies natürlich nicht in einem Traumzustand).

Tochter: »Wie sind die Träume, die ihr habt? Wie und wo erschafft ihr sie?«
Vater: »Bei Tag und im Wachzustand. Es ist kein wirklicher Traum. Es ist ein Inhalt, ein Bild. Was wir wollen, erscheint vor unseren Augen, als ob es wahr wäre. Es ist schön. Science-Fiction für euch, aber nicht hier. Kein Traum wie eure Träume, sondern ein echtes Bild. Wir wünschen es uns und dann sehen wir es. Hier ein Beispiel: Du weißt doch, dass ich das Meer nicht mag. Aber wenn ich an das Meer denke, sehe ich es.«

Andererseits bedeutet die Möglichkeit, mit anderen zusammen zu sein, die das Leben auf Erden bereits hinter sich haben, nicht unbedingt, dass man mit allen aus der eigenen Familie zusammen ist.

Tochter: »Seid ihr zusammen, du und mein Mann?«
Vater: »Nein, wir sind nicht zusammen. Deine Tante ist hier bei mir. Uns geht es gut und wir haben Spaß miteinander. Deine Cousine ist auch da. Wir sind zusammen.«

Mutter (*beschreibt dem Psychotherapeuten, was sie gesehen hat*): »Da war Papa, in der Mitte mein Bruder und Oma. Meine Tochter habe ich nur einen Moment lang hinter meinem Bruder gesehen. Sie haben miteinander geredet.«
Dann an ihre Tochter gewandt. »Bist du mit ihnen zusammen?«
Tochter (*lächelnd*): »Mama, müssen wir denn alles zusammen machen?«

Mutter: »Hast du etwas von meinem Vater gehört?«
Tochter: »Er lebt in einer anderen Dimension.«
Mutter: »Papa, wo bist du?«
Vater: »Ich bin weit weg, aber nahe. Immer in eurer Nähe. Es hat sich nichts geändert. Und ich wache immer über euch. Mir geht's gut. Jetzt geht's mir gut.«

Das Nicht-Zusammensein kann sowohl durch das Niveau der persönlichen Entwicklung als auch durch die bestehende Bindung begründet sein.

Ehefrau: »Siehst du die Tante?«
Ehemann: »Sie taucht immer wieder einmal auf.«
Ehefrau: »Tante, hast du gesehen, was mir passiert ist?«

Tante (*erscheint dünner und etwa 70 Jahre alt statt der 86, die sie bei ihrem Ableben hatte*): »Ach Schätzchen …«
Ehefrau: »Bist du mit ihm zusammen oder nicht?«
Tante: »Er geht seinen Weg.«
Ehefrau: »Was heißt das, er geht seinen Weg?«
Tante: »Aber Kindchen, das ist doch ganz klar. Jeder muss seinen eigenen Weg gehen.«

Hier ein weiterer Erfahrungsbericht:

Vater: »Warum sind denn die Großeltern noch so weit weg von dir?«
Sohn: »Es ist noch zu früh; ich muss noch aufsteigen.«
Vater: »Was bedeutet dieses Aufsteigen?«
Sohn: »Papa, es ist wunderschön hier. Ich bin gerade erst geboren, ich muss erst noch wachsen!«

Der Trauernde kann den Verstorbenen nach seinen letzten Lebensmomenten fragen. Die Antworten können telepathisch übermittelt werden.

Hier zwei verschiedene Beispiele:

Sohn (an seine Mutter gewandt): »Ich habe nur einen Moment gelitten. Dann nicht mehr. Ich bin sofort aufgestiegen.«

Mutter: Hast du leiden müssen?
Sohn: »Ja, Mama, aber nur einen Moment. Dann habe ich das Licht gesehen. Ich habe dich lieb.«

Die IADC-Erfahrung kann auch die Wahrnehmung aus erster Hand beinhalten, was der geliebte Mensch in diesen tragischen und endgültigen Momenten erlebt hat.

Eine Mutter fragt ihren Sohn, der bei einem Motorradunfall ums Leben kam, ob er Schmerzen hatte: »Hast du gelitten?«
An diesem Punkt erlebt die Mutter die letzten Momente im Leben ihres Sohnes nach. Es ist jetzt sie, die auf dem Motorrad sitzt. Sie spürt, wie ihr Kopf gegen den Straßenpfosten knallt und dann das warme Blut, das aus ihrem Kopf fließt. Schließlich eine Bewusstlosigkeit, die sich anfühlt wie Einschlafen.

Ein Vater möchte von seinem Sohn, der allein im Haus seiner Eltern verstorben ist, erfahren, wie die letzten Momente seines Lebens verlaufen sind.
Vater: »Ich bin in der Zeit bis zu dem Moment zurückgegangen, als er starb. Ich sah ihn fallen. Ich habe seinen letzten Gedanken wahrgenommen. Es ging um seine Schwester, die er abholen sollte. Ich sehe den letzten Moment des Erdendaseins, als er mit dem Gesicht am Boden den Bodenbelag des Zimmers seiner Schwester anschaute und dabei ihren Namen dachte.«

Im folgenden Abschnitt gehen wir über das Thema der letzten Momente des Lebens hinaus.

Bruder: »Hast du gelitten, als der Unfall passierte? Was hast du gespürt?«
Schwester: »Ich habe nicht gelitten. Es war nur ein Moment. Als ob ich einen Augenblick lang eine große Kälte gespürt hätte.«
Bruder: »Und was ist dann passiert?«
Schwester: »Ich habe die Unfallszene als Zuschauerin beobachtet. Ich hatte großes Mitleid mit euch.«
Bruder: »Bist du traurig, dass du dein Leben auf Erden verloren hast?«
Schwester: »Nein, nicht einmal unmittelbar nach dem Unfall, aber ich

habe eure Traurigkeit gespürt. Ich war nicht so traurig. Das war so vorherbestimmt.«

Bruder: »Was geschah, nachdem du die Unfallszene gesehen hast?«

Schwester: »Ich habe auch das Leiden all der Verwandten und Freunde gespürt, die erfahren hatten, dass ich nicht mehr am Leben bin.«

Bruder: »Und dann?«

Schwester: »Dann bin ich mir meines Zustands bewusst geworden. Und ich habe nach einem Weg gesucht, um euer Leiden zu lindern.«

Bruder: »Und wie?«

Schwester: »Ich habe versucht, euch dabei zu helfen, schlechte Gedanken aus eurem Kopf und aus euren Träumen zu vertreiben.«

Bruder: »Auch indem du uns positive Gedanken geschickt hast?«

Schwester: »Ja, schöne Bilder und schöne Erinnerungen zum Ausgleich für die schlimmen Bilder, die schlechten Erinnerungen und Träume, um euern Verstand dazu bringen, positiv an mich zu denken.«

Bruder: »Hast du dich in irgendeiner Weise bei einem von unserer Familie oder unseren Freunden manifestiert?«

Schwester: »Nicht sichtbar, nur in Gedanken und Träumen.«

Häufig fragen die Trauernden die Verstorbenen, ob sie von einem Angehörigen empfangen wurden.

Mutter: »Bevor du gestorben bist, ist da jemand gekommen, um dich in Empfang zu nehmen?«

Sohn: »Mich hat der Opa mit ein paar Jungs in Empfang genommen.«

Mutter: »Wer waren diese Jungs?«

Der Sohn nennt ihr die Namen. Sie waren beide vor etwa zehn Jahren gestorben.

Mutter (*sieht ihre eigene Mutter*): »Wie geht's dir?«
Oma: »Gut.«
Mutter: »Bist du immer noch in meiner Nähe?«
Oma: »Aber klar doch.«
Mutter: »Ist meine Tochter bei dir?«
Oma: »Ja, natürlich, sie ist hier bei mir.«
Mutter (*an die Tochter gewandt*): »Bist du bei der Oma?«
Tochter: »Ja.«
Mutter: »Schätzchen, wie geht es dir?«
Tochter: »Gut, Mama.«
Mutter: »Wann hast du die Oma getroffen?«
Tochter: »Fast sofort.«
Mutter: »Mama, bist du meine Tochter abholen gegangen?«
Oma: »Ja.«
Mutter: »Warst da nur du oder waren auch noch andere gekommen, um sie in Empfang zu nehmen?«
Oma: »Auch andere.«
Mutter: »Wer?«
Oma: »Leute, die ich nicht gekannt habe.«

Im folgenden Fall ist die Ehefrau erstaunt über die Person, die gekommen ist, um ihren Ehemann zu empfangen.

Ehefrau: »Ist dir beim Übergang vom Leben zum Tod jemand entgegengekommen, um dich abzuholen?«
Ehemann: »Ja, Tante Paola.«
Ehefrau: »An Tante Paola hätte ich ja nie gedacht. Weißt du, warum gerade Tante Paola?«
Ehemann: »Es war Tante Paola.«
Ehefrau: »Unglaublich, von all deinen Verwandten ausgerechnet Tante Paola …«

In manchen Fällen bestätigt der Verstorbene auch, dass er direkt ins Licht gegangen ist.

Mutter: »Hat dich jemand in Empfang genommen?«
Sohn: »Nein, Mama, ich bin direkt ins Licht gegangen.«
Mutter: »Nicht mal Opa …?«
Sohn: »Nein, direkt ins Licht.«

Wir haben gesagt, dass die verstorbenen Familienmitglieder zwar oft ein jugendlicheres Aussehen haben, aber gleichzeitig auch reifer wirken.

Mutter: »Ich habe seine Anwesenheit hier gespürt. Ab er ist jetzt erwachsener, mehr ein Mann.«

Mutter: »In der Mitte sehe ich meinen Vater und die Eltern meines Mannes. Es geht ihnen gut. Sie scheinen ein bisschen jünger zu sein. Aber sie wirken aufrechter. […] Mein Sohn ist ernst. […] Er umarmt mich jetzt sogar. […] Das ist er, aber er ist älter. Jetzt ist er es, der mich belehrt. Ich habe ihn als kleinen Jungen gesehen, als er bei mir war, und jetzt ist er es, der mir Dinge beibringt.«

Tochter: »Mama war so selbstbewusst wie nie zuvor.«

Ehefrau: »Bist du immer noch so, wie ich dich gekannt habe?«
Ehemann: »Ja, aber nicht ganz.«
Ehefrau: »Warum nicht ganz?«
Ehemann: »Weil ich jetzt anders bin.«
Ehefrau: »Warum?«
Ehefrau (*an den Psychotherapeuten gewandt*): »Er hat mich angelächelt, seine Hand nach mir ausgestreckt und mich gestreichelt.« Dann

wieder an den Mann gewandt: »Da, wo du bist, bleibt man gleich und verändert sich gleichzeitig?«
Ehemann: »Ich bin im Licht Gottes.«

Doch abgesehen vom Urteil der Trauernden ist die neue Ebene der persönlichen Entwicklung, die sich bei ihren verstorbenen Angehörigen manifestiert, offensichtlich. Wir können das besser verstehen, wenn wir uns einmal anschauen, was sie uns über das Leben auf Erden und seinen Sinn zu sagen haben.

Gleichzeitig können wir ein weiteres wichtiges Thema aufgreifen, das sich aus den IADC-Erfahrungen ergibt, nämlich die nachträgliche Prüfung des eigenen Lebens durch den Verstorbenen. Möglicherweise ist dies eine der Bedingungen, die das persönliche Wachstum fördern. Bei dieser Prüfung werden Taten, Worte und Gedanken unter die Lupe genommen.

Im folgenden Beispiel wird diese Prüfung in bildhafter Sprache beschrieben:

Mutter (*an den Psychotherapeuten gewandt*): »Einmal hat er zu mir gesagt: ›Mama, hier gibt es noch viel schmutzige Wäsche zu waschen. Mama, ich muss noch etwas ins Reine bringen.‹ Jetzt sagt er mir, er sei im Reinen, er habe jetzt eine reine Weste.«

Tochter: »Willst du immer noch Erklärungen?«
Mutter: »Hast du dein Leben einer Prüfung unterzogen?«
Tochter: »Das habe ich dir doch gerade gesagt, Mama.«

Oder sogar noch direkter:

Tochter: »Hast du dein Leben einer Prüfung unterzogen?«
Mutter: »Natürlich, ja.«

Tochter: »Aber du hast dein Leben jetzt schon zwei Jahre lang Revue passieren lassen …?«
Mutter: »Die menschliche Zeit ist anders. Hier gibt es keine Zeit. Ich meditiere, und ich muss hier sein. Meine Überzeugungen waren sehr tief verwurzelt. Ich muss sie ablegen, um zu wachsen. Sie stellen eine Hürde, eine Grenze dar. Hier gibt es keine Grenzen. Aber wenn ich diesen Panzer nicht zerbreche, kann ich nicht aufsteigen.«

Mutter: »Er hat mich ganz zärtlich angeschaut und mich gestreichelt. Dann habe ich ihn auf einer Wiese sitzen sehen. Er ist sehr beschäftigt. Er sitzt vor einem schneeweißen Tisch und hat viele Papierblätter vor sich liegen, die er alle genau studiert. Er hat sie mir gezeigt und sie sind beschrieben.«
Sohn (*der seinen Blick über all diese Blätter schweifen lässt*): »Ich muss verstehen.«
Mutter: »Was musst du verstehen?«
Sohn: »Den Ursprung der Gedanken.«
Mutter: »Er hört nicht auf, all die Blätter durchzusehen.«
Sohn: »Wenn wir den Körper verlassen, bleibt in uns der Abdruck der Gedanken, die wir hatten.«

Freundin: »Wie geht's dir?«
Freund: »Jetzt besser.«
Freundin: »Warum nicht gut?«
Freund: »Ich muss erst noch alles verstehen.«
Freundin: »Was meinst du mit diesem Satz?«
Freund (*der mit geschlossenen Augen den Kopf einmal nach rechts und einmal nach links dreht*): »Alles, was ich gemacht und gesagt habe …«
Freundin: »Kannst du mir das noch genauer erklären?«
Freund: »Ich muss alles noch einmal Revue passieren lassen.«

Wie bereits weiter oben erwähnt, bietet die IADC-Erfahrung etwas völlig Unerwartetes: die Möglichkeit für den Verstorbenen, schöne Erlebnisse seiner eigenen Vergangenheit noch einmal wiederzuerleben.

Bruder: »Erinnerst du dich noch an unsere Tante? An die Reisen, die wir zusammen mit ihr gemacht haben?«

Nach dieser Frage beschreibt der Klient dem Psychotherapeuten ein Gefühl, das er gerade gehabt hat. Beim Erinnern an die schönen Momente habe ich außer meinem Glücksgefühl auch ihres gespürt.
Wieder an seine Schwester gewandt fragt er sie: »Kannst du dich auch in diese Momente zurückversetzen? Kannst du eine Zeitreise in die Vergangenheit machen?«
Schwester: »Ja, deshalb bin ich ja so glücklich, weil ich alles noch einmal sehen und wiedererleben kann, wann immer ich will.«

Ehefrau: »Und was hast du dann gemacht, als du dort ankamst?«
Ehemann: »Ich habe mich gesehen, als ich noch ein Junge war. Und dann habe ich uns gesehen.«
Ehefrau: »Ist dein ganzes Leben noch einmal an dir vorbeigezogen?«
Ehemann: »Alles. Die Reisen, die wir gemacht haben, alles, was wir zusammen erlebt haben, was du erlebt hast …«
Ehefrau: »Du hast also auch nacherlebt, was ich erlebt habe?«
Ehemann: »Einige schmerzliche Gefühle in deinem Leben.«
Ehefrau: »Was für Momente waren das?«
Ehemann: »Immer, wenn ich etwas gemacht hatte, das dir wehtat.«
Ehefrau: »Und Gefühle der Freude?«
Ehemann: »Die Freude trage ich in mir.«

Ehefrau: »Kannst du, wenn du willst, schöne Momente unserer Vergangenheit wiedererleben?«

Ehemann: »Natürlich, und sogar noch intensiver.«
Ehefrau (*an den Psychotherapeuten gewandt*): »Manchmal höre ich sogar seine Stimme und seinen Tonfall. Meistens bekomme ich die Antwort jedoch schriftlich übermittelt. Es ist allerdings nie die Antwort, die ich erwartet hätte.« Dann nimmt sie den Dialog mit ihrem Mann wieder auf. »Kannst du noch einmal wiederholen, was du über die Zeit gesagt hast?«
Ehemann: »Hier gibt es keine Zeit.«
Ehefrau (*verdutzt*): »Was heißt das? Gibt es keine Vergangenheit und Zukunft?«
Ehemann: »Ganz genau. Es gib keine Vergangenheit und keine Zukunft.«
Ehefrau (*wieder an den Psychotherapeuten gewandt*): »Ich kann mir das nicht vorstellen, dass es keine Zeit gibt.«
Zurück zum Dialog mit ihrem Mann: »Für mich ist es unmöglich, dass es keine Zeit gibt.«
Ehemann: »Ja, ich weiß. Es ist schwer zu verstehen, aber es ist so.«
Ehefrau: »Und wie stellst du es an, dass du sie noch intensiver erlebst?«
Ehemann: »Die Emotionen sind nicht so, wie wir sie auf der Erde erleben. Sie sind umfassender.«
Ehefrau: »Du kannst also bestimmte Momente der Vergangenheit mit einer weiterentwickelten Sensibilität nacherleben?«
Ehemann: »Ja, weil es auf der Erde Filter gibt, die hier wegfallen.«
Ehefrau: »Du erlebst also diese schönen Momente noch einmal und kannst gleichzeitig auch meine positiven Gefühle wahrnehmen?«
Ehemann: »Ja, alles.«

Zu den IADC-Erfahrungen gehört auch die Möglichkeit, Vorhersagen von geliebten Menschen zu erhalten. Dies würde darauf hindeuten, dass man im Jenseits auch einen Blick in die zukünftige Zeit werfen kann.

Ehefrau: »Hilf mir ein bisschen: Was soll ich den Mädchen für die Zukunft raten?« Die Frau sieht daraufhin eine Szene und beschreibt sie: »Ich habe meine beiden Töchter als junge Erwachsene gesehen. Die Große machte gerade ihren Studienabschluss und hatte eine Lorbeerkrone auf dem Kopf. Die Kleine war schwanger und in dem Haus, das ich kaufen werde, schon mit einem richtig dicken Bauch.«

Im weiteren Verlauf der Sitzung hat die Frau eine weitere Vision der zukünftigen Ereignisse:

Ehefrau: »Wir drei Frauen standen vor dem Grab des Vaters, und da waren auch zwei- bis dreijährige Kinder. Jede Tochter hatte ein Kind auf dem Arm. Auch jetzt schien die Kleine als Erste Mutter geworden zu sein.«

Ehefrau: »Ob die Kinder wohl Jungen oder Mädchen sind?« Daraufhin beschreibt sie dem Psychotherapeuten detaillierter die Szene, die sie bereits gesehen hatte: »Mir ist die Szene von vorher noch einmal in den Sinn gekommen, und dieses Mal habe ich gesehen, dass die Große ein Mädchen hat und die Kleine einen Jungen. Dann erreicht mich der Gedanke, dass die Kleine zwei Kinder haben wird, und mir werden ihre Namen genannt.«

Hier noch drei weitere Fälle:

Tochter: »Papa, wird das mit dem Lehrer klappen?«
Vater: »Im Januar nicht, aber später im März bis April.«

Schwester: »Kannst du mir was über unsere Schwester sagen? Ich mache mir Sorgen um sie.«
Bruder: »Ihre Probleme lösen sich nicht sofort, aber sie wird ihre der-

zeitige Beziehung beenden und eine bessere anfangen. Sie wird einen Job als Drehbuchautorin finden, und danach wird sie als Regisseurin arbeiten.«

Bruder: »Hast du eine Ahnung, wie die Zukunft mit meiner Freundin aussehen wird?«
Schwester: »Ihr werdet glücklich. Natürlich wird es auch traurige Zeiten geben, aber unsere und ihre Eltern werden euch nahe sein.«

Eine Frau fragt ihren Mann ganz direkt, welche Möglichkeiten er hat, in die Zukunft zu sehen:

Ehefrau: »Kannst du in die Zukunft sehen?«
Ehemann: »Manche Sachen sehe ich wie Geistesblitze.«

Bei den IADC-Erfahrungen lernen wir auch etwas über die Bestimmung unseres Todeszeitpunkts. Wenn der Trauernde fragt, ob der Tod hätte vermieden werden können, bekommt er immer eine negative Antwort. Auch wenn die Dinge, abstrakt betrachtet, anders hätten laufen können, so konnten sie es doch auf der konkreten Ebene nicht, denn es gab ein Schicksal, das von Anfang an den Zeitpunkt des Endes unseres irdischen Lebens vorsah. Es ist, als ob ab dem Moment, in dem wir die Bühne des Lebens betreten, das Ende unseres Auftritts bereits geschrieben und von vornherein festgelegt wäre. Als ob für uns alle der letzte Lebensmoment vorbestimmt wäre.

Tochter: »Hätte ich dich retten können, wenn ich in dieser freien Stunde von der Arbeit nach Hause gekommen wäre?«
Mutter: »Nein, weil es schon vorbestimmt war.«

Ehefrau: »Es ist gar nicht schön ohne dich.«
Ehemann: »Es konnte aber nicht anders gehen.«

Ehefrau: »Ich sehe ihn auf dem Bett liegen. Seine Seele setzt sich im Bett auf.«
Ehemann: »Es ist zwecklos. Es musste einfach so sein.«
Ehefrau: »Ich habe ihn gesehen und gehört.«

Mutter: »Mein Todestag ist der Tag meiner Wiedergeburt.«
Tochter: »Deiner Wiedergeburt?«
Mutter: »Ja, es sollte so sein.«

Mutter: »Warum bist du nur schon mit 20 Jahren gestorben?«
Sohn: »Meine Zeit auf Erden war zu Ende.«
Mutter: »Warum war sie zu Ende, mein Sohn?«
Sohn: »Damit ihr euch weiterentwickeln konntet.«
Mutter: »Wie hat dein Tod uns denn helfen können, uns weiterzuentwickeln?«
Sohn: »Papa ist aus Mailand zurückgekommen und jetzt wächst mein Bruder heran.«
Mutter: »War das schon vor deiner Geburt vorgesehen, dass das in unserer Familie passiert?«
Sohn: »Ja, es war vorbestimmt.«

Dann stellt dieselbe Frau ihrer Mutter zum Tod ihres Mannes Fragen:

Tochter: »Was kannst du mir über den Tod meines Mannes sagen?«
Mutter: »Er war schon vorbestimmt.«

Während einer IADC-Erfahrung erzählt eine verstorbene Mutter ihrer Tochter Folgendes: »Es ist wie eine Klassenarbeit. Das gilt auch für den Verlust eines Kindes. [...] Wir hatten uns bereits dafür entschieden, uns zu trennen. Das ist schon vorher festgelegt. Jeder weiß, wie viel Licht er zum Wachsen braucht. [...] Im Jenseits kann man keinen Schmerz, keine Krankheit und keinen Tod erleben. Und wachsen heißt, dem Licht näher zu kommen.«

Andererseits weiß keiner, wann sein eigener Todestag sein wird.

Schwester: »Es war schon festgeschrieben, dass es so laufen sollte.«
Bruder: »Du meinst, es ist für jeden von uns schon vorbestimmt, wann sein letztes Stündlein schlägt?«
Schwester: »Keiner kann vorher wissen, was sein Schicksal ist.«
Bruder: »Ich habe sie auch gefragt, wann meine letzte Stunde kommen würde.«

Diese durchgängig vermittelte Vorstellung, dass der Zeitpunkt des eigenen Todes allem Anschein nach unausweichlich und bereits vorherbestimmt ist, spielt aus mehreren Gründen eine günstige Rolle für die gute Entwicklung der Trauerarbeit. Erstens kann sich der von Schuldgefühlen geplagte Trauernde, der glaubt, unfreiwillig für den Tod eines geliebten Menschen verantwortlich zu sein, zumindest teilweise entlastet fühlen. Wir wissen nämlich, dass sich beim Verlust eines Menschen, dem man sehr verbunden war, die Frage stellen kann: »Was wäre anders gekommen, wenn ich ...« Diese Frage kann einem das Herz brechen, vor allem wenn eine Beziehung der Fürsorge und Betreuung zu der verstorbenen Person bestand, z. B., wenn es sich um ein Kind handelt. Sicherlich ist das eine Frage, die man im Gespräch mit dem Verstorbenen in allen Aspekten klären kann. Aber grundsätzlich zu hören, dass alles so gekommen ist, wie es kommen musste, weil es so geschrieben steht, kann die Last der schweren Schuldgefühle des Hinterbliebenen nur lindern. Wenn der Tod im Rahmen eines Schicksals gesehen wird, ist es zudem leichter, von den bereits erwähnten Schuldgefühlen abzurücken und die Bedeutung zu erkennen, die der Lebensweg des geliebten Menschen für die Hinterbliebenen hat.

Die Tatsache, dass der Zeitpunkt unseres Ablebens vorherbestimmt ist, legt den Gedanken nahe, dass das irdische Leben zu einem Ende kommt, wenn es seinen Sinn erfüllt hat, oder sogar, wenn es vollständig abgeschlossen ist. Hier taucht also die Frage nach dem Sinn und Zweck des Lebens auf. In dieser Hinsicht haben die Trauernden bei den Nachtod-Begegnungen sehr klare Erfahrungen beschrieben. Hier einige besonders aufschlussreiche und repräsentative Auszüge aus den Berichten.

Tochter: »Wozu rätst du mir?«
Mutter: »Liebe, lerne zu lieben, wie du mich geliebt hast.«

Im Laufe der Sitzung kommt die Mutter auf das Thema zurück:

Tochter: »Was muss ich lernen?«
Mutter: »Zu lieben, jetzt sofort. Du bindest dich zu stark an Personen. Man muss lieben, ohne sich zu sehr zu binden. Die Liebe muss ausstrahlen, ohne die Person, die Wertschätzung dieser Person zu brauchen.«

Hier ein anderes Beispiel.

Neffe: »Es ist wichtig, mit anderen ein Gemeinschaftsgefühl zu entwickeln, denn wir müssen uns gegenseitig lieben.«
Tante: »Ich liebe dich.«

Neffe: »Das reicht nicht. Wir müssen auch die anderen lieben.«

Der geliebte Mensch kann bestätigen, dass er selbst nach seinem irdischen Leben gelernt hat, mehr zu lieben.

Tochter: »Was hast du aus deinem Leben gelernt?«
Vater: »Mehr zu lieben, mehr in Kontakt zu bleiben, auch wenn der Kontakt schmerzhaft ist. Ich habe mich immer zu sehr selbst isoliert …«

Tochter: »Was siehst du? Was lernst du dazu?«
Mutter: »Man lernt hier wirklich zu lieben.«

Aber die Liebe muss mit der Akzeptanz der Entscheidungen und des Entwicklungsniveaus des anderen einhergehen. Die Liebe darf die Dinge nicht unnötig erzwingen. Die Fähigkeit, dem anderen emotional nahe zu sein, wird sehr geschätzt.

Tochter: »Ja, wir werden uns wiedersehen und ich werde es sein, die euch abholen kommt. Denke an dich selbst, Mama. Um meine Schwester kümmere ich mich. […] Du musst lernen, dich selbst zu lieben, dann wirst du endlich auch die anderen lieben können. Du konntest nie zeigen, was du fühlst. Aber es ist nie zu spät. Vielleicht kannst du so meiner Schwester helfen. Sie braucht dich und viel Zuneigung und Streicheleinheiten, die sie nie bekommen hat. Vergib ihr, dass sie dir nicht zeigen kann, wie gern sie dich hat. So ist sie eben. Das wissen wir ja. Aber sie liebt dich. Sie muss nur noch ein bisschen erwachsen werden. Sie muss ihre eigenen Entscheidungen treffen, auch wenn sie falsch sind. Nur so wird sie etwas dazulernen.«

Tochter: »Da ist etwas, was mir bei meiner Tochter Sorgen macht: ihr Freund. Er ist ein toller Kerl, aber er kommt mir ein bisschen instabil vor. Auch sie ist schwach.«
Mutter: »Sie ist stärker, als du denkst, und man kann nie wissen, welche Person die richtige für sie ist. Es nutzt nichts, dass du dir Sorgen machst. Jeder muss seine eigenen Erfahrungen machen. Du kannst nur das machen, was auch wir für dich tun: für sie da zu sein.«

Tochter: »Wie kann ich meiner Tochter helfen?«
Mutter: »Rufe sie an und liebe sie. Aber sei auch auf Zurückweisungen gefasst.«

Tochter: »Hast du generell einen Tipp, wie ich meinem Sohn helfen kann?«
Mutter: »Lasse ihn einfach sein Leben leben. Du wirst sehen, dass er immer ein stabiler und entwicklungsfähiger Mensch sein wird.

Mutter: »Irgendwelche Ratschläge zu deiner Schwester?«
Sohn: »Lasse sie ihn Ruhe. Sie ist noch klein und muss erst noch erwachsen werden. Sie versteht vieles noch nicht.«

Mutter: »Was kannst du mir zu deiner Schwester sagen?«
Mutter (*an den Psychotherapeuten gewandt*): »Ich habe ein positives, beruhigendes Gefühl.
Tochter: »Sei ihr nahe und lasse sie in Ruhe.«

Mutter: »Kannst du mir irgendetwas über deine Schwester sagen?«
Sohn: »Sie macht sich Sorgen. Sie sieht kein Licht, keine Hoffnung für ihre Zukunft.«
Mutter: »Wie kann man ihr helfen?«

Sohn: »Da kann man nichts machen. Du kannst sie nur deine Liebe spüren lassen.«

Mutter: »Ich liebe dich.«
Tochter: »Mama, Mama, wie schön es für mich ist, diese Worte auszusprechen. Wir haben zurzeit ein seltsames Verhältnis. Du musst der Tante sagen, dass sie meinem Cousin Zeit lassen muss. Wir dürfen die Dinge nicht überstürzen. Wir müssen uns nicht ständig beeilen.«

Tochter: »Gefällt dir deine Enkelin? Sie wird langsam groß.«
Vater: »Ja, sie ist wunderschön. Aber rücke ihr nicht zu sehr auf die Pelle. Lasse sie sich frei entwickeln.«

Ehemann: »Unsere Tochter kann nicht ohne dich in die Welt hinausgehen. Aber du musst lernen, ihr nahe zu sein, ohne sie zu bedrängen. Du musst lernen, die Liebe des anderen zu spüren, auch wenn er sie dir nicht immer so zeigt, wie du es gerne hättest.«

Ehefrau: »Mir wäre es am liebsten, wenn unsere Tochter ihren jetzigen Freund verlassen würde. Ist meine Einstellung richtig, dass sie sich trennen sollten? Oder sollte ich die Dinge so kommen lassen, wie sie kommen müssen?«
Ehemann: »Lasse alles so laufen, wie es laufen muss. Mische dich da nicht ein. Du würdest die Dinge nur schlimmer machen. Sei ihr einfach immer nahe.«

Tochter: »Papa, Mama, wie kann ich meinem Bruder helfen?«
Mutter und Vater: »Stehe ihm mit Liebe zur Seite. Er ist in seiner eigenen Welt eingeschlossen. Das Einzige, was du tun kannst, ist, ihm in Liebe nahe zu sein.«

Bei den IADC-Erfahrungen sagen uns die Verstorbenen auch, wie wichtig es ist, zu spielen, Freude zu erleben und sie mit anderen zu teilen. In den ersten drei Berichtauszügen wird all dies sowohl als Ausdruck der Zuneigung des verstorbenen Neffen gegenüber der trauernden Tante als auch als ein Akt der Liebe der Tante gegenüber ihren Kindern dargestellt.

Tante: »Auf dem Boden ist ein Spielzeugzug. Die Gleise, die vorher eine geschlossene Strecke bildeten, öffnen sich und der Zug fährt einfach hinaus. Mein Neffe macht einen Sprung, als wollte er ihn verfolgen. Ich höre den Text eines Liedes von Eros Ramazzotti: ›Du kannst einen Kometen am Schweif fassen.‹«
Neffe: »Hei, lass uns spielen!«
Tante: »Ich sehe sein Gesicht mit dem breiten Lächeln. Ich habe das Spiel wieder gesehen, das ihm immer so viel Spaß gemacht hat.«
Neffe: »Du musst mit meinen kleinen Cousins genauso gut umgehen wie mit mir früher.«
Tante: »Er zeigt mir wieder das Spiel.«
Neffe: »Du musst dieses Spiel auch wieder mit deinen Kindern spielen! Das ist der Schlüssel!«
Tante: »Ok, ich verstehe. Zusammen eine schöne Zeit miteinander verbringen.«
Neffe: »Auf, spielen wir!«
Tante: »Er beugt sich über den Zug.«
Neffe: »Das gemeinsame Spielen ist der Schlüssel, eine Verbindung zu den anderen herzustellen; denn das Wichtigste ist, dass wir uns alle lieben.«
Tante: »Ich liebe dich.«
Neffe: »Das reicht nicht. Wir müssen auch die anderen lieben.«
Neffe: »Ich habe dir doch gesagt, dass wir Spaß zusammen haben werden, aber du willst nicht. Auf, steigen wir in den Zug ein.«

Tante (*an den Psychotherapeuten gewandt*): »Ich bin jetzt im Zug.«
Neffe: »Du magst doch Achterbahnen. Spielen ist das Mittel, um sich anderen zu öffnen. Wenn wir uns vergnügen und Spaß haben, sind wir offen. Wir können dieses Gefühl dann auch mit einem Fremden teilen, der gerade in unserer Nähe ist. Viel Spaß, auch wenn ich nicht dabei bin. Aber wenn du Spaß hast und an mich denkst, dann bin ich auch da.«
Tante: »Ich habe diese Szene gesehen, als ich bei meinem Baby die Windeln gewechselt habe.«
Neffe: »Das musst du bei deinen Kindern auch machen. Du musst mit deinen Kindern spielen.«
Tante: »Das mache ich nie.«
Neffe: »An Weihnachten musst du dieses Spiel kaufen und mit ihnen spielen. Ich werde auch dabei sein und dort sitzen, wo ich immer gesessen habe.«

Und hier noch zwei Beispiele für Anregungen, die Leichtigkeit des Spielens zu schätzen.

Mutter: »Erinnerst du dich an deinen Vater? Er lachte immer und war immer zu einem Scherz aufgelegt. Du bist ein trübsinniger Muffel. Du bist es immer gewesen. Du wirst nicht mehr lange auf der Erde weilen. Aber ich kann dir nicht sagen, wie lange. Habe keine Angst. Genieße das Leben, habe Spaß und freue dich an allem, lächele, renne.«

Ehemann: »Und habe auch Spaß! Das Leben ist auch ein Spiel.«
Ehefrau: »Was? Ich soll spielen?«
Ehemann: »Ja, wie du eben spielen kannst.«

Bei der IADC-Erfahrung wird der Trauernde von seinen Angehörigen nicht nur zum Lieben aufgefordert, sondern sie dienen ihm auch als Vorbild. Vor allem teilen sie ihm mit, dass sie ihm ständig nahe sind.

Mutter und Vater: »Mache dir keine Sorgen, wir sind immer bei dir!«

Ehefrau: »Kannst du mich umarmen?«
Ehemann: »Ich umarme dich immer.«
Ehefrau: »Ich möchte, dass du mir ganz nahe bist.«
Ehemann: »Natürlich, daran brauchst du nie zu zweifeln.«

Mutter: »Bist du mir im Alltag nahe?«
Tochter: »Aber sicher, Mama.«

Mutter: »Bist du mir nahe?«
Sohn: »Immer, ja, immer.«

Tochter: »Auch Oma ist immer an deiner Seite und wacht über dich. [...] Lasse dich führen. Habe keine Angst, alles wird sich lösen. Ich wache immer über meine Schwesterchen.«

Mutter: »Ich bin dir näher, als du es dir vorstellen kannst. Ich bin immer an deiner Seite, immer bei dir, immer.«

Tochter: »Bist du im täglichen Leben in meiner Nähe?«
Mutter: »Ja, ich bin dir nahe, aber du spürst mich nicht.«

Ehefrau: »Welche Lektion kann ich aus unserer Geschichte und wie sie geendet ist lernen?«
Ehemann: »Es gibt Bindungen, die nie unterbrochen werden.«
Ehefrau: »Doch ich habe Angst, alleine zu sein.«

Ehemann: »Aber du bist nicht allein.«
Ehefrau: »Diese klaren Sätze verwirren mich etwas.«
Ehemann: »Hast du es denn noch immer nicht kapiert? Weißt du denn nicht, dass das Ganze nie endet, dass diese Liebe nie endet?«
Ehefrau: »Ich habe ihn jetzt wieder vor mir gesehen. Er hat gelacht und mich veralbert. Es hat sich angefühlt, als sei ein strohgelber Energiestrom über meinen Kopf in mich eingedrungen. Das sollte bedeuten, dass wir eins sind. Ich fühle mich jetzt so gut, weil er da war und noch da ist. All das bin ich. Es ist, als sei das Ganze geschehen, um mich zu vervollständigen.«

Ehefrau: »Wie geht's dir?« Die Frau beschreibt, was sie wahrnimmt: »Ich sehe sein Lächeln!« Dann richtet sie noch eine Frage an den Verstorbenen: »Mit wem bist du zusammen?«
Ehemann: »Mit dir.«

Mutter: »Bist du in unserer Nähe?«
Sohn: »Ich bin euch immer nahe, besonders meinem Bruder, der dieses Abenteuer in Angriff nehmen muss. Ich werde immer bei ihm sein.«

Mutter: »Hast du uns irgendwelche Signale gesandt?« (*Die Frau spielt dabei auf die Geschichte mit der Gegensprechanlage an, die oft zu einer bestimmten, nicht zufälligen Uhrzeit geläutet hat.*)
Sohn: »Ja, das bin immer ich, mit dem Telefon, den Uhren, Weckern, Gegensprechanlagen, Geräuschen und am Fenster.«
Mutter *(an den Psychotherapeuten gewandt)*: »Mehrmals sind Nachrichten auf dem Handy seiner Freundin eingegangen, und Wecker klingelten, ohne dass jemand sie gestellt hatte.«
Mutter: »Hast du eine Nachricht für Papa?«
Sohn: »Papa hat ein großes Herz. Er ist euer Bezugspunkt, für dich und meinen Bruder. Ich umarme ihn immer.«

Tochter: »Bist du mir im Alltagsleben nahe?«
Mutter: »Ja, in jedem Augenblick.«

Bruder: »Sage meiner Frau, dass ich immer da sein werde, dass ich sie immer daheim erwarten werden, solange sie es braucht; denn sie braucht das wirklich sehr. Weil ich sie liebe.«

Mutter: »Was machst du, mein Schatz?«
Tochter: »Ich bin immer bei euch, Mama.«
Mutter: »Wie nahe bist du mir im täglichen Leben?«
Tochter: »Ich bin dir nahe. Auch wenn du weinst …«
Mutter: »Was hindert mich daran, deine Nähe zu spüren?«
Tochter: »Die Tatsache, dass du meinen Tod nicht akzeptieren willst.«

Tochter: »Mama, ich bin nicht da drin (*in Anspielung auf das Grab),* ich bin bei dir.«

Ehefrau: »Bist du tagsüber in meiner Nähe?«
Ehemann: »Ich bin hier.«

Ehefrau: »Bist du mir nahe?«
Ehemann (*mit heiterem Gesichtsausdruck)*: »Immer, wann du willst.«
Ehefrau: »Bist du traurig, dass du unseren Enkel nicht heranwachsen siehst?«
Ehemann: »Aber ich bin doch da, in meinem Zimmer. Bei euch.«

Mutter: »Verlasse mich nicht.«
Sohn: »Nein, Mama, ich werde dich nie verlassen.«

Tochter: »Du brauchst keine Angst zu haben, Mama. Ich bin dir immer nahe. Ich habe dich so lieb, Mama!«

Mutter: »Ich hab dich auch lieb.«
Tochter: »Ich hab dich lieb und bin immer in deiner Nähe.«

Tochter: »Denkst du nicht an uns?«
Mutter: »Ich bin immer bei euch.«

Der Trauernde erfährt auch, dass der Verstorbene in bestimmten Momenten nach seinem Tod anwesend war, wenn auch nicht körperlich. Manchmal erfolgt diese Kommunikation durch die Wiederholung von Szenen, die ohne ihn erlebt wurden, aber diesmal unter Einbeziehung seiner Gestalt.

Mutter: »Warst du bei der Hochzeit und der Geburt dabei?«
Tochter: »Ja, da war ich dabei.« *(In Anspielung auf Phänomene, die für Zeichen von ihr gehalten wurden.)*

Vater: »Wie es mir geht? Gut. Ich versuche, dir zu helfen, aber du lässt es nicht zu.«
Sohn: »Wie versuchst du mir zu helfen?«
Vater: »Auf unterschiedlichste Art und Weise. In den schlimmsten Situationen, die du erlebt hast.«
Sohn *(an den Psychotherapeuten gewandt)*: »Dann habe ich bestimmte Szenen meiner Vergangenheit vor meinem geistigen Auge erneut gesehen, aber dieses Mal war er mit dabei.«

Ehefrau: »Wir sind alle vier im Restaurant und lachen. Ich habe unser Gelächter in diesen Momenten gehört. Er war auch dabei, obwohl zu diesem Zeitpunkt nicht körperlich.«

Eine andere Möglichkeit besteht darin, dass die geliebte Person ihre Anwesenheit für einen späteren Zeitpunkt ankündigt.

Neffe: »An Weihnachten musst du dieses Spiel kaufen und mit ihnen spielen. Ich werde auch dabei sein und dort sitzen, wo ich immer gesessen habe.«

Bei der IADC-Erfahrung wird dem Trauernden vom Verstorbenen nicht nur mitgeteilt, dass er ihm weiterhin jeden Tag und in Liebe nahe ist, sondern auch, und gerade wegen dieses letzten Aspekts, dass seine Nähe eine aktive ist, die darauf abzielt, ihn zu unterstützen, mehr noch als in seinem irdischen Leben (wie beispielsweise ein Kind, das den Übergang vollzogen hat, sich um seine Mutter kümmert).

Tochter: »Beschützt du mich, Mama?«
Mutter: »Ja, ich bin immer bei dir, in Liebe.«

Bruder: »Du fehlst mir.«
Schwester: »Ich bin immer noch bei euch. Ich helfe und unterstütze euch.«
Bruder: »Ich habe sie lächeln gesehen, als wollte sie mir sagen, ich solle mir keine Sorgen machen, sie sei immer präsent und für uns da und helfe uns.«

Bruder: »Ist die Tante bei dir?«
Schwester: »Es geht uns gut und wir sind zusammen. Wir kümmern uns um euch.«

Ehefrau: »Möchtest du mir irgendetwas zu unseren Töchtern sagen?«
Ehemann: »Kümmere dich um sie, wie du es bereits tust, mit Liebe, Präsenz und all dem Guten, das wir ihnen beigebracht haben. Sei getrost, denn es geht ihnen gut und sie haben starke Wurzeln. Ich bin immer an deiner Seite. Für jede Entscheidung kannst du mit mir Rücksprache halten.«

Ehefrau: »Wie wirst du mir deine Vorschläge mitteilen?«
Ehemann: »Ich werde dir helfen, die nötige geistige Klarheit für die zu fällenden Entscheidungen zu erlangen. Gleich danach werde ich dir ein Zeichen meiner Anwesenheit geben.«

Mutter: »Bist du mir nahe?«
Sohn: »In den entscheidenden Momenten bin ich dir immer nahe. Wenn du schwere Prüfungen überstehen musst. Du musst wissen, dass ich dich ganz lieb habe und mich um dich kümmere.«

Einige unterstützende Maßnahmen zur Anleitung für den Trauernden können direkt während der IADC-Erfahrung stattfinden.

Mutter: »Du musst wieder unter die Leute gehen. Es ist höchste Zeit, dass du wieder etwas zusammen mit anderen machst. Und außerdem lässt du dich zu sehr von Situationen überwältigen! Du musst verstehen lernen, was da genau läuft. Wenn du vor einer schwierigen Situation stehst, mache einen Schritt zurück und denke an mich. Ich werde dir dann helfen, dich nicht zu sehr hineinziehen zu lassen.«

Mutter und Vater: »Genieße den Augenblick, lebe im Moment. Schaue nicht immer zurück. Wir sind da. Freue dich, wenn es etwas zum Freuen gibt. Fühle dich nicht immer schuldig. Uns geht es gut. Du musst schauen, dass es auch dir gut geht.«

Mutter: »Wir brauchen keine Angst zu haben. Wenn du dieses immense Glücksgefühl hier erleben könntest, würdest du vor gar nichts mehr Angst haben …«

Mutter: »Dir hat diese Arbeit doch so gefallen. Du musst wieder die Motivation finden, die dich zu dieser Arbeit angespornt hat.«

Tochter: »Ich glaube, ich brauche erst einmal eine Auszeit …«
Mutter: »Aber was würdest du denn dann machen? Gehe zur Arbeit, das lenkt dich ab.«

Vater: »Pass auf deine Schwester auf.«
Tochter: »Was meinst du damit, Papa?«
Vater: »Ihr geht's nicht gut. Bleibe an ihrer Seite.«
Tochter: »Warum?«
Vater: »Ihr geht's nicht gut.«

Sohn: »Und meine frühere Freundin? Ich habe sie immer für die Liebe meines Lebens gehalten.«
Mutter: »Nein, das ist sie aber nicht.«
Sohn: »Aber was hältst du von ihr? Warum ist sie nicht die Liebe meines Lebens?«
Mutter: »Es gibt Seiten an dir, die sie nie verstanden hat.«
Sohn: »Ich komme einfach nicht über deinen Verlust hinweg, Mama.«
Mutter: »Das ist das, was dieses Mädchen nie verstanden hat.«

Tochter: »Hast du am Ende unseres Treffens noch etwas hinzuzufügen?«
Vater: »Pass auf dich auf.«
Tochter: »Ich habe verschiedene Szenen gesehen: Ich bei der Arbeit; ich beim Sporttreiben; ich beim Laufen im Freien.«

Ehefrau: »Welche Haltung sollte ich gegenüber unserer Tochter einnehmen?«
Ehemann: »Deine Haltung muss von Hilfsbereitschaft geprägt sein, weil sie jetzt gerade nichts versteht. Sie ist wütend auf sich selbst und lässt diese Wut an dir aus. Es ist zu schmerzhaft für sie, Verantwortung zu übernehmen.«

Ehefrau: »Was verstehst du unter ›hilfsbereiter sein‹?«
Ehemann: »Sie will eine Wiedergutmachung, die du ihr nie geben kannst. Wenn du versuchst, dich zu rechtfertigen, verschließt du dich. Du kannst sie nicht zu dir heranlassen, und sie spürt diese Distanz.«

Tochter: »Soll ich so weitermachen wie bisher oder muss ich mich ändern?«
Mutter: »Du musst dich ändern.«
Tochter: »Danke, Mama.«

Mutter: »Ich bin immer bei dir.«

Bei der IADC-Erfahrung ist mit dem Thema Liebe häufig das Thema Vergebung verbunden. Es kann der Verstorbene sein, der vergibt, oder aber der Trauernde.

Freundin: »Tut es dir leid, dass du mich so hast leiden lassen?«
Freund: »Ja. Es tut mir leid und ich weiß, dass dir das wichtig ist, weil du noch mitten im Leben stehst.«

Ehefrau: »Es tat mir so leid, von dir nicht so gesehen zu werden, wie ich es mir wünschte.«
Ehemann: »Ich war zu sehr mit mir selbst beschäftigt, mit meinem eigenen Leben in dieser Welt, mit meinem Gedankenwirrwarr, mit meiner Verschlossenheit. Ich war zu sehr auf mich selbst fokussiert. Vergib mir, dass ich dich nicht wirklich gesehen habe. Aber zweifele nie an meiner Liebe.«

Ehemann: »Ich bitte dich um Verzeihung für die Affäre, die ich hatte und dass ich dir nichts davon erzählt habe. Ich habe dich immer geliebt.«

Mutter: »Ah, da ist meine Schwägerin. Ich sehe sie.«
Schwägerin: »Ich bitte dich um Verzeihung.«

Bruder: »Möchtest du irgendetwas dazu sagen, dass ich gefahren bin, als der Unfall passierte?«
Schwester: »Das war nicht deine Schuld. Es war eine Serie von Umständen. Aber auch wenn es deine Schuld gewesen wäre, wäre ich trotzdem nicht traurig. Ich bin sehr glücklich.«

Mutter: »Verzeihe mir, dass ich dich so oft nicht verstanden habe.«
Tochter: »Aber ich habe dir schon längst verziehen. Du brauchst keine Vergebung mehr.«

Mutter: »Wie geht es Papa? Hat er mir vergeben?«
Sohn: »Es geht ihm gut. Er ist hier bei mir. Er hat dir verziehen. Hier gibt es Liebe für alle.«

Tochter: »Hast du mir verziehen, dass ich dir gesagt habe, dass du an deiner Krankheit sterben würdest?«
Vater: »Das wusste ich schon vorher. Da gibt es nichts zu verzeihen.«

Das Beisammensein wird als ein Zustand dargestellt, der nicht nur für die Gegenwart, sondern auch für die Zukunft gilt.

Mutter: »Werden wir uns eines Tages wiedersehen?«
Tochter: »Mich werdet ihr nicht los.«

Mutter: »Werden wir alle wieder zusammenkommen?«
Sohn: »Wir werden alle wieder gemeinsam glücklich sein.«
Mutter: »Wann?«
Sohn: »Wenn der Zeitpunkt reif ist.«

Mutter: »Aber ich habe dich verloren …«
Sohn: »Mama, das ist alles eine Frage der Zeit, mache dir keine Sorgen.«

Neben der Ankündigung der Wiederbegegnung im Jenseits kann die geliebte Person dem Überlebenden auch versprechen, ihn abzuholen und zu begleiten, wenn sein letzter Moment gekommen ist.

Ehefrau: »Wirst du mich abholen kommen?«
Ehemann: »Das weißt du doch, das habe ich dir doch schon im Traum gesagt.«

Tochter: »Werden wir uns wieder treffen, wenn es für mich so weit ist?«
Mutter: »Ja, klar, auf jeden Fall. Und dann werden wir für immer zusammen sein.«

Mutter: »Bleib an Papas Seite. Lebe, meditiere und am Ende werde ich dann kommen und dich an die Hand nehmen.«

Interessanterweise erweist sich die eheliche Liebe, obwohl sie über die Zeit und die Dimension des irdischen Lebens hinausgeht, nicht als exklusiv und besitzergreifend.

Ehefrau: »Aber ich möchte auch noch eine weitere Liebe erfahren …«
Ehemann: »Und warum solltest du das nicht dürfen?«
Ehefrau: »Es bleibt das Gefühl der Einheit, ohne dass ein anderer trennend wirken könnte.«

Ehefrau: »Ich möchte gerne einen Mann treffen, mit dem ich mich wohlfühlen kann. Kannst du mir helfen?«

Ehemann (*lachend*): »In Ordnung.«

Ehefrau: »Er nickt mir mit dem Kopf zu.«

Ehefrau: »Werde ich wohl einen Menschen finden, der mir nahe sein kann und mir Wärme, Trost und Kraft gibt?«
Ehemann (*mit heiterer Miene*): »Aber klar, mein Schatz, du hast ihn schon gefunden.«
Ehefrau: »Ist die Person, die du meinst, dieselbe, an die ich denke?«
Ehemann: »Nein.«
Ehefrau: »Was willst du mit ›du hast ihn schon gefunden‹ sagen?«
Ehefrau *(an den Psychotherapeuten gewandt)*: »Er hat mir gesagt, dass es ein anderer Mann sei, den ich nur flüchtig kenne.«
Ehefrau: »Wie kann das sein?«
Ehemann: »Gib ihm Zeit, dann wird er zu dir kommen.«

Mutter: »Gibt es irgendetwas, was ich deinem Ex-Freund sagen soll?«
Tochter: »Wir haben uns so gerne gehabt. Jetzt muss er an sich denken.«

Ehefrau: »Im Moment fühle ich mich gut, weil ich weiß, dass du immer noch nach mir schaust. Und vielleicht kannst du, wenn die Zeit reif ist, dafür sorgen, dass ich einen anderen Mann kennenlerne, der auch nach mir schaut.«
Ehemann: »Ja, das mache ich.«

Auch am Ende der IADC-Erfahrung erhält der Trauernde von seinem geliebten Menschen meist noch einmal eine Liebesbekundung mit auf den Weg. Normalerweise lade ich die Trauernden ein, ihre Angehörigen zu fragen, ob sie am Ende des Gesprächs noch etwas hinzufügen möchten.

Ehefrau: »Hast du am Ende unseres Treffens noch etwas hinzuzufügen?«
Ehemann: »Ja. Ich hab dich ganz arg lieb!«

Mutter: »Hast du jetzt am Ende unserer Begegnung noch etwas hinzuzufügen?«
Tochter: »Ich habe dich lieb.«

Mutter: »Möchtest du jetzt zum Schluss unserer Begegnung noch etwas hinzufügen?«
Sohn: »Mama, entspanne dich, mache dir keine Sorgen. Du weißt, dass ich dich gern habe. Ich werde immer an deiner Seite sein.«

Mutter: »Willst du mir jetzt am Ende unseres Zusammentreffens noch etwas sagen?«
Sohn: »Mama, ich liebe dich. Das darfst du nie vergessen. Ich bin bei dir. Ich bin immer an deiner Seite.«

Die Themen der Zusammengehörigkeit und der Wiederbegegnung, der Bindung und der Liebe werden manchmal durch ein anderes Motiv wieder aufgegriffen: die Aufeinanderfolge von mehreren Leben auf der Erde.

Im folgenden Fall sieht der Mann eine Szene aus einer anderen Zeit. Daraufhin bittet er seine Mutter, mit der er die Nachtod-Begegnung erlebt, um eine Erklärung:

Sohn: »Ich habe einen Bogen aus Ziegelsteinen gesehen, wie bei einer mittelalterlichen Kirche.«
Mutter: »Das Mädchen, mit dem du zusammenwarst, hast du dort kennengelernt.«
Sohn: »Das habe ich nicht verstanden.«

Mutter: »Da gibt es noch ein paar Dinge zu lösen.«
Sohn: »Und haben wir sie gelöst?«
Mutter: »Nein, ihr habt sie nicht gelöst.«
Sohn: »Ich habe in diesem Gebäude eine Frau von hinten gesehen. Sie war klein und ein großer Mann hat sie von hinten umarmt. Sie war im Stil einer anderen Zeit und eines anderen Ortes gekleidet. Es war ein Kleid aus roter und goldener Seide. Ihr weiches Haar war hinten zu einem Zopf geflochten. Es war, als würden sie heiraten. Sie lächelten sich gegenseitig an. Ihr Gesicht glich dem meiner Ex, aber mit orientalischen Zügen. Auch er hatte ein orientalisches Gesicht. Sein schwarzes Haar war zur Seite gekämmt.«
Mutter: »Ihr habt gar nichts aufgelöst.«
Sohn: »Kann ich das in diesem Leben auflösen?«
Mutter: »Nein, nicht in diesem Leben. Ihr werdet nicht mehr zusammenkommen.«
Sohn: »Können wir das zusammen in diesem Leben auflösen?«
Mutter: »Nein, sie ist zu störrisch und hängt zu sehr an ihrer Mutter.«

Im folgenden Beispiel erzählt der Sohn seiner Mutter von einem vergangenen Erdenleben, in dem sie sich in anderen Rollen begegnet waren:

Mutter: »Warum empfinde ich für dich diese besondere Liebe?«
Sohn: »Wir sind vereinte Seelen, die untrennbar miteinander verbunden sind.«
Mutter: »Sind wir uns schon vor diesem Leben einmal begegnet?«
Sohn: »Unzählige Male, in vielen Leben.«
Mutter (*an den Psychotherapeuten gewandt*): »Ich habe eine Art Gefängnis gesehen ...« Dann wendet sie sich wieder ihrem Sohn zu: »Was ist dieses Gefängnis, das ich sehe?«
Sohn: »Ein Ort, an dem wir beide eingesperrt waren.«

Mutter: »Wer waren wir? Warum haben sie uns eingesperrt?«
Sohn: »Damals ging die Pest um. Wir waren zu dritt, ich, du und die Großmutter, die unsere Tochter war.«
Mutter: »In welchem Jahr?«
Sohn: »1432.«

Ich und die Mutter bezweifeln, dass diese Informationen objektiv überprüfbar sind.

Mutter (*an den Psychotherapeuten gewandt*): »Können wir irgendwie überprüfen, ob in dem Jahr tatsächlich die Pest umging?«

Mit einem Anflug von Ratlosigkeit erkläre ich ihr, dass ich nicht weiß, ob ich eine Bestätigung dafür finden werde. Ich weiß von der Pest, die Mitte des 15. Jahrhunderts wütete, aber ich weiß nichts von einer Seuche im Jahr 1432.

Sohn: »Suchen Sie, suchen Sie, sie werden es herausfinden.«

Tatsächlich finde ich bestätigt, dass 1432 die Pest wütete.

Im nächsten Beispiel erzählt die Mutter ihrer Tochter, dass sie bereits ein Leben auf Erden geführt haben, in dem ihre Rollen vertauscht waren.

Tochter: »Was, ich war deine Mutter?«
Mutter: »Das kann dir dein eigenes Herz sagen.«
Tochter: »Du bestätigst das also?«
Mutter: »Ja, denke nur, was wir waren und was wir jetzt sind. Ich bin du und du bist ich.«
Tochter: »Wann war ich deine Mutter?

Mutter: »In den 20er-Jahren.«
Tochter: »Aber du bist 1938 geboren. War da genug Zeit dafür?«
Mutter: »In den 20er-Jahren war Krieg.«

An dieser Stelle des Dialogs ist die Tochter verwirrt. Sie kann sich an keinen Krieg erinnern, der in den 1920er-Jahren in Europa stattfand. Ich fordere sie dann auf, ihre Mutter um eine Erklärung zu bitten.

Tochter: »Welcher Krieg?«
Mutter: »Der Dreißigjährige Krieg.«

Die junge Frau weiß nichts von diesem Krieg, der Europa im 17. Jahrhundert erschütterte. Ich wiederum konnte mich nicht mehr genau erinnern, wann er begonnen und wann er geendet hatte. Nach einer kurzen Recherche im Internet hatten wir die Antwort: 1618–1648.

Die Auszüge aus den Berichtsprotokollen haben es uns ermöglicht, einen genaueren Eindruck von den IADC-Erfahrungen zu bekommen. Andererseits fehlt dem Leser ein wesentliches Element: die ganze emotionale Komponente, die mit ihnen einhergeht. Man muss sich das Erstaunen bei den ersten Kontakten vorstellen, das Gefühl, den geliebten Menschen wiederzusehen, die Freude darüber, dass es ihm gut geht und er glücklich ist, das Staunen beim Anblick der jenseitigen Landschaften, die Ekstase angesichts des Lichts, die Freude über den Humor aus dem Jenseits, die Verwirrung, wenn man die Bedeutung einer erhaltenen Antwort nicht sofort versteht, das tiefe Trostgefühl, das sich aus der Gewissheit ergibt, dass der geliebte Mensch noch immer täglich in der Nähe ist, die Erleichterung über die erhaltene Vergebung, die Ruhe, die sich aus der Gewissheit ergibt, dass auf die physische Trennung von der irdischen Zuneigung ein Wiedersehen mit anderen geliebten Familienmitgliedern folgt, die Zuversicht in die zukünftige Aussicht auf eine umfassendere Wiederbegegnung und vieles mehr.

Eine Sache fehlt allerdings noch zur Vervollständigung des Bilds: der Gesamtüberblick über eine IADC-Sitzung. Hier ist also die wortwörtliche Niederschrift einer IADC-Erfahrung: Die Trauernde kommt zu mir, weil sie vor einem Jahr ihren Bruder verloren hat. Während der bilateralen Stimulation nimmt sie tiefen Kontakt zu ihrem Schmerz auf, der sich bis zu einem Höhepunkt steigert und dann wieder abnimmt. Es folgt der Moment der Induktion und dann beginnt die Erfahrung. Um die Lektüre nicht zu erschweren, habe ich die verschiedenen Sequenzen bilateraler Stimulationen, die die IADC-Erfahrung ausgelöst haben, nicht im Einzelnen aufgeführt.

Sonias Erfahrung

Sonia: »Jetzt fühle ich mich umarmt; es fühlt sich ganz ähnlich an, als wenn man von Wasser umgeben ist.«
Dann wieder an den Verstorbenen gewandt: »Bist du das?«
Bruder: »Klar.«
Sonia: »Sage mir, dass es dir gut geht.« Nachdem sie die Augen für einige Sekunden geschlossen und dann wieder geöffnet hat, schildert mir Sonia ihre Wahrnehmung: »Ich habe ihn gesehen. Er war ganz entspannt. Ein Gefühl des Friedens ging von ihm aus. Er sah aus wie vor drei oder vier Jahren, als er noch gesund war. Ich konnte ihn durchsichtig sehen.« Dann nimmt sie das Gespräch mit ihrem Bruder wieder auf: »Es tut mir leid, dass du gegangen bist.«
Bruder: »Keine Angst, alles ist gut.«
Sonia: »Ich habe seine Hände angeschaut. Er stand da, wie ein Schatten. Die Hände waren jedoch farbig. Er war ruhig und gelassen.«
Bruder: »Ich bin mit Mama und Oma zusammen! Hier ist ganz viel Musik!«

Sonia: »Wie geht es euch, dir, Mama und Oma? Gut?«
Bruder: »Ja, sicher. Schau doch her: Siehst du denn nicht, wie es mir geht?«
Sonia: »Er wirkte heiter, gelassen, glücklich, ganz zufrieden, mit seinem typischen kleinen Lächeln, seinem halben Lächeln.« Dann wendet sie sich wieder an ihren Bruder und fragt: »Gibt es irgendetwas, was ich Papa von dir sagen soll?«
Bruder: »Er soll aufhören, so egoistisch zu sein.«
Sonia: »Ist das wirklich nötig? Meinst du, er kapiert das? Soll ich ihm das wirklich sagen?«
Bruder: »Ja, das solltest du. Du verteidigst ihn immer.«
Sonia: »Es ist, als ob ich ihn mit den Ohren hören würde.« Dann bittet sie ihre Großmutter um einen Rat: »Was kann ich tun, um glücklicher zu sein?«
Großmutter: »Du musst lernen, dich an den kleinen Dingen zu erfreuen und sie zu genießen. Du kannst nicht die Verantwortung für alle Übel der Welt auf dich nehmen. Geh deinen eigenen Weg, so gut du kannst, immer weiter. Hier ist übrigens auch unser Hund Oscar.«
Sonia: »Ein Hund im Paradies?«
Großmutter: »Ja, fünf Bouletten pro Kopf und drei für Oscar.«

Sonia lächelt belustigt vom Humor der Oma.
Sonia: »Ich habe ihre Stimme gehört. Anstelle ihrer 98 Jahre sah sie immer noch wie 85 aus, und sie stand ganz aufrecht da!« Anschließend wendet sie sich an ihre Mutter: »Mama, wie geht es dir? Wie hast du es aufgenommen, dass dein Sohn sich zu dir gesellt hat?«
Mutter: »Ich wusste schon vorher, dass er kommen würde. Das hat ihm geholfen, denn meine Anwesenheit hat ihm den Übergang erleichtert.«
Dann berichtet Sonia dem Psychotherapeuten ein bemerkenswertes Detail: »Er ist mit diesem Lächeln auf den Lippen gestorben, er war ganz ruhig.«

Mutter: »Höre auf, dir Sorgen zu machen.«
Sonia: »Worüber?«
Mutter: »Über alles. Du machst dir zu viele Sorgen über alles.«
Sonia: »Sie hatte einen Rock an, den sie immer sehr geliebt hat, den ich aber immer furchtbar hässlich fand. Sie sah auch einige Jahre jünger aus, so 46 bis 48 Jahre alt. Sie strahlte Ruhe und Gelassenheit aus. Die Gelassenheit, sich nicht mehr mit den irdischen Problemen herumschlagen zu müssen. Eine Leichtigkeit der Seele. Jene Leichtigkeit, die man als Kind hat.« Dann wendet sie sich mit einer Abschiedsfrage an ihre Lieben: »Habt ihr zum Abschluss unseres Treffens noch etwas zu sagen?«

Bevor sie die Antworten bekommt, erzählt mir Sonia, dass sie alle drei Angehörigen vor sich sieht.
Bruder: »Sage meiner Frau, dass ich immer da sein werde, dass ich sie immer daheim erwarten werden, solange sie es braucht; denn sie braucht das wirklich sehr, weil ich sie liebe. Du hast sie nie wirklich verstanden.«
Mutter: »Hab keine Angst vor dem Sterben.«
Großmutter: »Und hab keine Angst vor dem Leben.«

6.

Nachwort

Wir haben jetzt also gesehen, wie wichtig spontane und vor allem eingeleitete Nachtod-Kontakte für Trauernde sein können. Der Schmerz über den Verlust bleibt, aber dank dieser Erfahrungen verändert er sich, weil sich die Art und Weise, wie der Verlust selbst gedeutet wird, wandelt. Der Trauerschmerz ist also nicht mehr nur zerstörerisch und vernichtend, wie bei tiefer und komplizierter Trauer. Der Trauernde kann wieder einen Sinn in seinem Leben sehen, sich um die Menschen in seinem Umfeld kümmern, seiner Arbeit nachgehen und sich Momente der Erholung gönnen.

Manche gehen sogar noch weiter. Die IADC-Erfahrung kann nämlich dank ihrer kraftvollen Wirkung einen Prozess des persönlichen Wachstums fördern. Der Verlust des Lebenssinns kann quasi in einen alchemistischen Prozess des Geistes, in die Entstehung eines neuen, tieferen Lebenssinns umschlagen. So kann der Trauernde nach der Phase der Desorganisation, in der er völlig aufgelöst war, zu einer Reorganisation kommen, die nicht nur die Teile des eigenen Selbst wieder zusammenfügt, sondern es auch auf eine höhere Entwicklungsstufe führt. Wie bei Menschen, die eine Nahtod-Erfahrung hinter sich haben, tauchen neue Einsichten über unsere Existenz auf und verankern sich. Wie etwa: Wir sind nicht nur unser Körper; das Leben endet nicht mit dem Tod; Liebe ist das Wichtigste, um dem Leben einen Sinn zu geben; die Schwierigkeiten, denen wir begegnen, sind Prüfungen, denen wir uns stellen müssen. Bei einigen erhält das Alltagsleben auf diese Weise einen reicheren Sinn, der durch andere Überzeugungen und Wertmaßstäbe untermauert wird. Auf diese Weise nimmt der Tod des geliebten Menschen die Bedeutung einer Wiedergeburt für den Hinterbliebenen an.

Dabei passiert dasselbe wie bei *Kintsugi,* der japanischen Kunst, einen zerbrochenen Keramikgegenstand zu reparieren, indem die Bruchstücke mit einer Mischung aus Pflanzenlack und Goldstaub zusammengeklebt werden. Diese Praxis führt nicht nur zum Wiederzusammenfügen des Gegenstands. Sobald die verschiedenen Fragmente miteinander verklebt sind, wird eine Schale sogar noch einzigartiger, unnachahmlicher und schöner, gerade wegen der verzweigten goldenen Narben, die ihre Oberfläche entlang der Bruchlinien durchziehen.

Das Thema Lebenssinn, das im Anschluss an IADC- wie auch Nahtod-Erfahrungen immer wieder auftaucht, verdient es, eingehender beleuchtet zu werden. Und genau das werde ich in einer meiner nächsten Arbeiten auch tun.

Literatur

Alliance of Psychoanalytic Organizations (2006): *Psychodynamic diagnostic manual (PDM),* Interdisciplinary council on developmental and learning disorders, Silver Spring.
American Psychiatric Association (2022): *The Diagnostic and Statistical Manual of Mental Disorders*, Fifth Edition, Text Revision (DSM-5-TR), American Psychiatric Association Publishing.
Atwater P. M. (2003): *The new children and near-death experiences*, Beare Company, Rochester, VT.
Atwater P. M. (2007): *The big book of near-death experiences: the ultimate guide to what happens when we die*, Hampton Road Publishing, Charlottesville, VA.
Barrett, Sir William (1926): *Deathbed visions*, White Crow Books, Guildford.
Beauregard M., St-Pierre E. L., Rayburn G., Demers P. (2012): *Conscious mental activity during a deep hypothermic cardiocirculatory arrest?*, Resuscitation, 83, e19. doi: 10.1016/j.
Blackmore S. J. (1982): *Beyond the body. An investigation of out-of-body experiences*, Heinemann, London.
Blanke O., Thut G. (2007): *Inducing out-of-body experiences, Tall tales about the mind and brain. Separating fact from fiction*, edited by Sergio Della Seta, Oxford University Press.
Botkin A. L., Hogan R. C. (2005): *Induced after death communication. A new therapy for healing grief and trauma*, Hampton Roads Publishing Company, Inc., Charlottesville, VA.
Botkin A. L., Hogan R. C. (2009): *Zwischen Trauer und Versöhnung: IADC: Therapeutische Kommunikation mit Verstorbenen – Heilung von Schuld und Trauma*, VAK Verlags GmbH, Kirchzarten bei Freiburg.
Bowlby J. (1980): *Loss – Sadness and Depression: Attachment and Loss Volume 3*, Hogarth Press, London.
Bowlby J. (2006), *Verlust: Trauer und Depression*, Ernst Reinhardt Verlag, München.
Brecht B. (1955): *Leben des Galilei*, Suhrkamp Verlag, Berlin.
Clute H. L, Levy W. J. (1990): *Electroencephalographic changes during brief cardiac arrest in humans*, Anesthesiology, 73: 821–825.
Conant R. D. (1992): *Widow's experiences of intrusive memory and »sense of presence« of the decease after sudden and untimely death of a spouse during mid-life*, unpublished doctoral dissertation, Massachusetts School of Professional Psychology, Boston.
Cook [Kelly] E. W., Greyson B., Stevenson I. (1998): *Do any near-death experience provide evidence for the survival of human personality after death? Relevant features and illustrative case reports*, Journal of Scientific Exploration, 12, 377–406.

Elsaesser E. (2017): *Quand les défunts viennent à nous*, Editions Le Courrier du Livre, Paris, France.
Elsaesser E. (2020): *Nachtod-Kontakte: Spontane Begegnungen mit Verstorbenen*, Crotona Verlag, Amerang.
Elsaesser, E.; Roe, C. A.; Cooper, C. E.; Lorimer, D. (2022): *Phänomenologie und Auswirkungen von spontanen Nachtod-Kontakten (NTK) – Forschungsergebnisse und Fallstudien*, Journal of Anomalistics (Zeitschrift für Anomalistik), Band 22, S. 36–71, http://dx.doi.org/10.23793/zfa.2022.36
Elsaesser, Evelyn (2021): *Spontane Kontakte mit Verstorbenen: Eine wissenschaftliche Untersuchung bestätigt die Realität von Nachtod-Kontakten*, Studie durchgeführt von Evelyn Elsaesser, Prof. Dr. Chris A. Roe, Associate Prof. Dr. Callum E. Cooper, David Lorimer, Crotona Verlag, Amerang.
Elsaesser, E.; Roe, C. A.; Cooper, C. E.; Lorimer, D. (2021). *The phenomenology and impact of hallucinations concerning the deceased*, BJPsychOpen, Volume 7, Issue 5, September 2021, e148, DOI: https://doi.org/10.1192/bjo.2021.960
Elsaesser, E., mit Roe, C. A., Cooper, C. E., Morrison, S., Lorimer, D. (2023): *Wie die Deutschen spontane Nachtod-Kontakte (NTK) erleben – erste Forschungsergebnisse,* in: Schnittstelle Tod: Ist die Menschheit zu retten ohne Vertrauen auf ein Danach?, Tagungsbeiträge des 8. Europäischen Seminars am 11. November 2023 in Aachen, Themenkreis: Nahtoderfahrungen, Leben und Tod, Serientitel: Schnittstelle Tod, hrsg. W. van Laack.
Evrard, R.; Dollander, M.; Elsaesser, E.; Roe, C. A.; Cooper, C. E.; Lorimer, D. (2021). *Exceptional necrophanic experiences and paradoxical mourning: Studies of the phenomenology and the repercussions of frightening experiences of contact with the deceased*, Evolution Psychiatrique, Volume 86, Issue 4, November 2021, pp. e1–e24, https://doi.org/10.1016/j.evopsy.2021.09.001
Fenwick P., Fenwick E. (1995): *The truth in the light*, Headline Book Publishing, London.
Fenwick P., Fenwick E. (2008): *The art of dying*, Continuum International Publishing Group, London.
Fenwick P., Fenwick E. (2021): *Die Kunst des Sterbens*, Westorp Verlag, Hohenwarsleben.
Freud S. (1912–1913): *Totem und Tabu: Einige Übereinstimmungen im Seelenleben der Wilden und der Neurotiker*, Internationaler Psychoanalytischer Verlag.
Freud S. (1915): *Sigmund Freud, Trauer und Melancholie*, Internationale Zeitschrift für Ärztliche Psychoanalyse, Bd. 4 (6), 1917, S. 288 301.
Gabbard G.O. et al. (1981): *Do near-death experiences occur only in near death?*, The journal of nervous and mental disease, (6):374–377.
Gabbard G. O., Twemlow S. T. (1984): *With the Eyes of the Mind*, Praeger, New York.
George C., Kaplan N., Main M. (1996): *Adult attachment interview protocol*, University of California, Berkeley, 3th ed.
Glick I. O., Weiss R. S., Parkes C. M. (1974): *The first year of bereavement*, John Wiley e Sons, Interscience, New York.

Greeley A. M. (1975): *Sociology of the paranormal: a reconnaissance*, Sage Publications, Beverly Hills, 1975.
Grodhues J., Stockmar D. (2012): *Like a wave from another shore. Afterdeath communication between art and psychotherapy*, MEDU Verlag, Frankfurt.
Grodhues J., Stockmar D. (2011): *Wie eine Welle vom anderen Ufer: Nach-Tod-Begegnungen zwischen Kunst und Psychotherapie*, MEDU Verlag, Frankfurt.
Guggenheim B., Guggenheim J. (1996): *Hello from heaven: a new field of research-after-death communication confirms that life and love are eternal*, Random House Publishing Group, New York.
Guggenheim B, Guggenheim J. (2007): *Trost aus dem Jenseits: Unerwartete Begegnungen mit Verstorbenen*. Fischer Scherz, Frankfurt.
Haraldsson E. et al. (1976): *National survey of psychical experiences and attitudes towards the paranormal in Iceland*, Morris J. D., Roll W. G., Morris R. L. (Hrsg.), Research in Parapsychology, Scarecow Press, Metuchen, NJ, p. 182–186.
Holden J. (2009): *Veridical perception in near-death experiences*, *The handbook of near-death experiences: thirty years of investigation*, hrsg. von Holden J., Greyson B., James D., Praeger Publishers, Westport, CT.
Kelly E. W. (2001): *Near-death experiences with reports of meeting deceased people*, Death studies, 25, 229–249.
Kelly R. E. (2002): *Postmortem contact by fatal injury victims with emergency service workers at the scenes of their dearth*, Journal of near-death studies, 21, 1, 23–33.
Kübler-Ross E. (1991): *On life after death*, Celestial Arts, Toronto.
Kübler-Ross E. (1995): *Death is of vital importance*, Station Hill Publisher, Barrytown, NY.
Kübler-Ross E. (2019): *Über den Tod und das Leben danach,* Jubiläumsausgabe, Silberschnur Verlag, Güllesheim.
Kübler-Ross E. (2002): *Das Rad des Lebens: Autobiographie*, Knaur Mens Sana, München.
Long J., Perry P. (2010): *Evidence of the afterlife: the science of near-death experience*, HarperCollins, New York.
Main M., Goldwyn R., Hesse E. (2003): *Adult attachment scoring and classification systems*, unpublished manuscript, University of California at Berkeley.
Malkinson R. (2010*): Cognitive-behavioral grief therapy: the ABC model of rational-emotion behavior therapy*, Psychological topics, 19, 2, 289–305.
Marris P. (1974): *Loss and change*, Routledge e Kegan Paul, London.
Moody R. A., Perry P. (1993): *Reunions: visionary encounters with departed loved ones*, Ballantine Books, New York.
Moody R. A., Arcangel D. (2001): L*ife after loss: conquering grief and finding hope*, HarperCollins, San Francisco.
Moody R. A., Perry P. (2010): *Glimpses of eternity: an investigation into shared death experiences*, Guideposts, New York.

Moody R. A. (2019): *Leben nach dem Tod: Die Erforschung einer unerklärlichen Erfahrung*, Rowohlt, Hamburg/Berlin.
Morse M., Perry P. (1990): *Closer to the light: learning from the near-death experiences of children*, Random House, New York.
Morse M. (1992): *Transformed by the light: the powerful effect of near-death experiences on people's lives*, Villard, New York.
Morse M. (1994): *Near-death experiences and death related visions in children: implications for the clinician*, in: Current problems of pediatrics, 24, 55–83.
Musgrave, A. (1993): *Common Sense, Science and Skepticism*, Cambridge University Press.
Osis K., Haraldsson E. (1977): *At the hour death*, Avon Books, New York.
Osis K., Haraldsson E. (2018): *Der Tod – Ein neuer Anfang?: Visionen am Sterbebett und Erfahrungen an der Schwelle des Seins*, Osiris Verlag, Sersheim.
Parkes C. M. (1970): *The first year of bereavement*, Psychiatry, 33, 444–467.
Parkes C. M. (1972): *Bereavement: studies of grief in adult life*, International Universities Press, New York.
Parkes C. M. (1975): *Unexpected and untimely bereavement: a statistical study of young Boston widows*, Schoenberg B. et al. (Hrsg.), Bereavement: its psychosocial aspects, Columbia University Press, New York.
Parnia S. (2008): *What happens when we die: a ground-breaking study into the nature of life and death*, Hay House, London.
Parnia S., Young J. (2013): *Erasing death: the science that is rewriting the boundaries between life and death*, HarperCollins, New York.
Parnia S., Young J. (2013): *Der Tod muss nicht das Ende sein: Was wir wirklich über Sterben, Nahtoderlebnis und die Rückkehr ins Leben wissen*, Scorpio Verlag, München.
Raphael B. (1977): *Preventive intervention with the recently bereaved*, in: Archives of general psychiatry, 34, 1450–1454.
Raphael B. (1983): *The anatomy of bereavement*, Basic Book, New York.
Rees W. D. (1971): *The hallucination of widowhood*, Brit. Med. J., 4, 37–41.
Ring K. (1992): *Omega project: near-death experience, UFO encounters and mind at large*, Morrow, New York.
Ring K., Cooper S. (1997): *Near-death and out of the body experiences in the blind: a study of apparent eyeless vision*, in Journal of the near-death studies, 16, 2, 101–147.
Ring K., Vallarino E. (2000): *Lessons from the light: what we can learn from the near-death experience*, Moment Point Press, Portsmouth, NH.
Ring K. (1985): *Den Tod erfahren, das Leben gewinnen*, Scherz Verlag, Bern.
Rosenblatt P.C. (1983): *Bitter, bitter tears: nineteenth century diarists and twentieth century grief theories*, University of Minnesota Press, Minneapolis.
Rosenblatt P. C., Walsh R. P., Jackson D. A. (1976): *Grief and mourning in cross-cultural perspective*, Human relation Area Files, Inc., New Haven, CT.

Sabom M. (1980): *The near-death experience*, in Journal of the American Medical Association, 244, 1, 29–30.
Sartori P., Badham P., Fenwick P. (2006): *A five-year clinical study. A prospectively studied near-death experience with corroborate out of body perceptions and unexplained healing*, in: Journal of NearDeath Studies, 25, 2, 69–84.
Shapiro F. (1995): *Eye movement desensitization and reprocessing, basic principles, protocols and procedures*, Guildford Press.
Shapiro F. (2022): *EMDR – Grundlagen und Praxis: Handbuch zur Behandlung traumatisierter Menschen*, Junfermann, Paderborn.
Shear M. K., Frank E., Houck P. R. et al. (2005): *Treatment of complicated grief: a randomized controlled trial*, JAMA, 293(21), 26012608.
Shear M. K., Ghesquiere A., Glickman K. (2013): *Bereavement and complicated grief*, Current psychiatry rep., 15, 406.
Streit-Horn J. (2011): *A Systematic Review of Research on After-Death Communication (ADC)*, Dissertation Prepared for the Degree of Doctor of Philosophy, University of North Texas.
Sutherland C. (1992): *Transformed by the light: life after near-death experiences*, Bantam Books, Sydney.
Twemlow S. W., Gabbard G. O., Jones F. C. (1982): *The out-of-body experience: a phenomenological typology based on questionnaire responses*, The American journal of psychiatry, 139, 450–455.
Van Lommel P., van Wees R., Meyers V., Elfferich I. (2001): *Near-death experience in survivors of cardiac arrest: a prospective study in the Netherlands*, The Lancet, 358, 2039–2045.
Van Lommel P. (2010): *Consciousness beyond life: the science of neardeath experience*, HarperCollins, New York.
Van Lommel P. (2023): *Endloses Bewusstsein: Neue medizinische Fakten zur Nahtoderfahrung*, Patmos (Schwabenverlag AG), Ostfildern.

Dr. Sascha Plackov
Dem Licht ganz nahe
Nahtod-Erfahrungen und Suizid

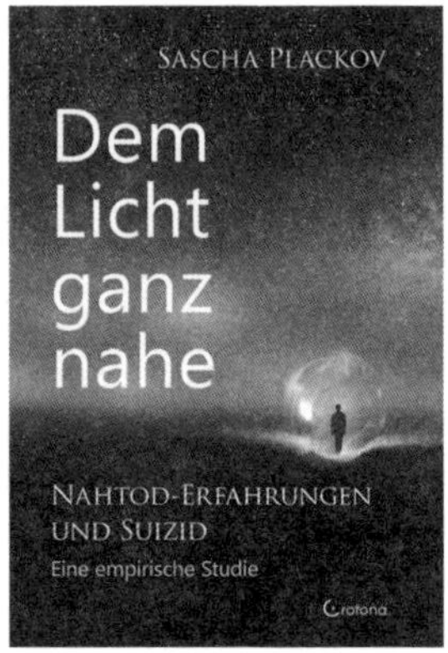

Kommen Selbstmörder in die Hölle? Werden sie im Jenseits über den Tod hinaus bestraft? Dr. Plackov ist dieser Frage nachgegangen. Es ist die erste Studie dieser Art weltweit. Dazu hat er zwischen den Jahren 2003 und 2021 international 123 Fälle gesammelt. Alles Menschen, die sich selbst töteten und dabei eine Nahtod-Erfahrung erlebt haben. Das Anliegen der vorliegenden Studie ist es, die spirituellen Konsequenzen eines Suizids auszuleuchten. Damit will sie gezielt Menschen, die mit dem Gedanken spielen sich das Leben nehmen zu wollen, eine Orientierungshilfe an die Hand geben, die weit über das rein Irdische hinausgeht. Angesprochen werden sollen aber auch Berater und Therapeuten, die sich mit dem Thema Suizid auseinandersetzen. Dabei geht es vor allem um die spirituellen Aspekte, deren Einbeziehung für eine erfolgreiche Beratung wichtig wären. Deshalb wurde die Studie bewusst in das Thema Suizid eingebettet. Das Buch wendet sich aber auch an all diejenigen, die sich in der Suizidprävention engagieren. Ihnen sollte die vorliegende Arbeit als Inspirationsquelle für ihr Wirken dienen. Zu guter Letzt richtet sich das Buch an alle, die Interesse an den Themen Suizid und Nahtod-Erfahrungen haben. ISBN: 978-3-861981-279-8

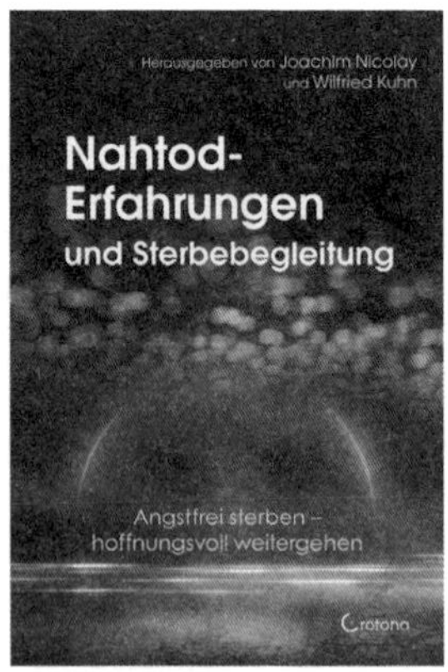

Wilfried Kuhn und Joachim Nicolay (Hrsg.)
Nahtod-Erfahrungen und Sterbebegleitung
Angstfrei sterben – hoffnungsvoll weitergehen

Beeindruckende Erfahrungsberichte, die Hoffnung schenken, dass der Tod nicht das Ende, sondern nur ein Übergang ist!

Die wissenschaftlichen Untersuchungen zu Nahtod-Erfahrungen stellen noch ein relativ junges Forschungsgebiet dar. Trotzdem liegen bereits beeindruckende Ergebnisse vor, die für die Frage nach einem Überleben des Todes wertvolle und Hoffnung schenkende Einsichten vermitteln.

Ein auswertendes Studium der beeindruckenden Erlebnisberichte lässt die Grundstrukturen des Überganges von dieser in eine andere Welt erahnen und belegt zugleich, dass auch der Sterbeprozess ein sehr individuelles, einzigartiges Geschehen darstellt.

ISBN: 978-3-86191-248-4

Evelyn Elsaesser
Nachtod-Kontakte
Spontane Begegnungen mit Verstorbenen
(mit einem Vorwort von Pim van Lommel)
Mit einem Vorwort von Pim van Lommel

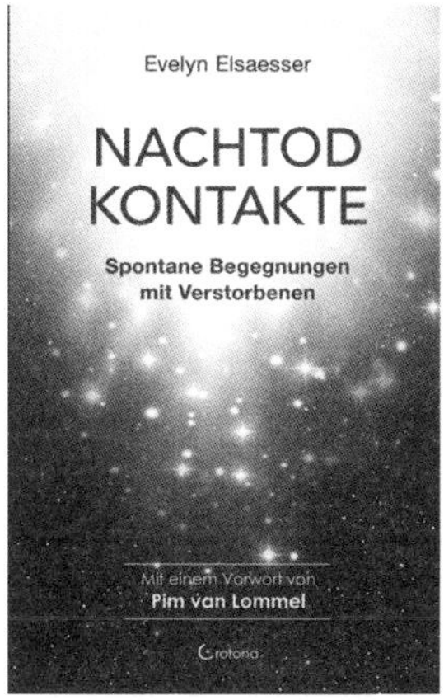

In den letzten zwanzig Jahren haben die sogenannten „Nahtod-Erfahrungen" im Bewusstsein einer breiten Öffentlichkeit große Anerkennung gefunden. Sie haben bei vielen Menschen die Gewissheit verstärkt, dass es ein Leben nach dem Ablegen der physischen Hülle gibt.
Noch weitgehend unerforscht ist dagegen das Phänomen der „Nachtod-Kontakte", in dem es um das spontane Auftreten von meist erst vor Kurzem verstorbenen Freunden oder Angehörigen geht. Evelyn Elsaesser gilt als eine der profiliertesten Forscherinnen auf diesem Feld und legt hier die erste umfassende Studie zu einem noch kaum untersuchten Gebiet der modernen Sterbeforschung vor.
Das Buch liefert nicht nur eine Reihe von faszinierenden Erfahrungen aus erster Hand, sondern lässt auch wissenschaftliche Stimmen zu Wort kommen, die durchaus kritisch ausfallen können.
Eine faszinierende Studie zu einem der ungewöhnlichsten Phänomene der Gegenwart!
ISBN: 978-3-86191-113-5

Ditta op den Dries
Zurück aus dem Himmel
Wie Nahtod-Erfahrungen das Leben verändern

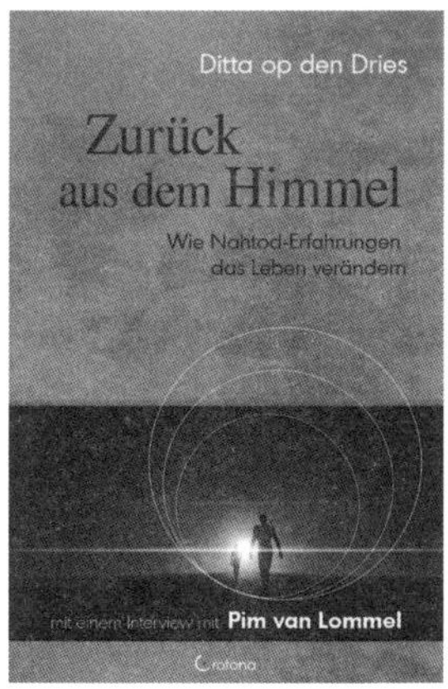

Wer einmal auf der ANDEREN SEITE des Lebens war, ist nicht mehr derselbe Mensch wie zuvor!
Vielfältige Untersuchungen und zahlreiche Forschungsarbeiten legen den Schluss nahe, dass etwa jeder zehnte Europäer eine Nahtod-Erfahrung oder ein dieser ähnliches Erlebnis gehabt hat. Eine Erfahrung, die existenziell berührend und nachhaltig prägend war. Mit diesem Buch von Ditta op den Dries liegt erstmals eine Studie vor, die detailliert untersucht, welche grundlegenden Verwandlungen mit Menschen geschehen, die eine derartige Grenzerfahrung durchlebt haben. Dabei zeigt sich, wie radikal sich die Lebensführung in solchen Fällen verändert.
Eine berührende und aufrüttelnde Studie, die Mut macht und Hoffnung schenkt! ISBN: 978-3-86191-038-1